U0247152

不伤孩子的脾　别伤孩子的心

脾虚的孩子不长个 胃口差 爱感冒

从调理脾胃和情绪入手

有效祛除孩子常见病根源

罗大伦 著

知名中医专家　中医诊断学博士

中央电视台《百家讲坛》特邀嘉宾

北京电视台《养生堂》栏目前主编

江西科学技术出版社

2018·南昌

再版序

愿大家受益更多

有一天，我去当当网看我所出版图书的读者反馈。相当一部分读者好评给我带来了很大的震撼。大多数读者都反映，他们用了书中介绍的方法以后，改善了体质，并表达了深深的感谢之情。这实在太让我感动了。

这上万条的读者留言，说明我写的这些书，确实给大家提供了一些帮助，让大家在自己和亲人身体出现问题的时候，能够找到一些行之有效的方法去解决。这就是我工作的意义。能给读者带来一些帮助，我觉得特别开心。

如果有人问我，这辈子什么是真正有意义的事情。我觉得，把实实在在的健康知识分享给大家就是特别有意义的。这样的事我还会继续做下去。

现在，这几本书出版也有三四年了。这几年，我又积累了新的经验，收获了新的知识，还收集到了来自各方读者提出来的反馈和需求。因此，我在原版基础之上，增加了一些之前书里没有的新内容来满足大家的需求，希望大家受益更多。

改版后的这几本书，其实就是原作的升级版。我既希望它们能尽量满足大家的需求，又希望大家都能够继续学习中医知识，保护好自己和家人，成为全家人健康的守护神。

罗大伦

2018 年 1 月 24 日

不伤孩子的脾，别伤孩子的心

现在，大多数孩子的身体问题，比如爱感冒、咳嗽、鼻炎、积食，还有不长个，都与脾胃不吸收有很大关系。而中国古代的名医们特别重视脾胃——人的后天之本，认为如果孩子的脾胃伤了，那他的发育一定会受到很大影响。

然而，当代社会孩子伤脾的原因实在太多了。现在食物的种类太丰富，食物的质量却经常出现问题，家长又溺爱孩子，所以容易让孩子养成吃饭时的不良习惯，或者吃了不应该吃的食物，或者所吃食物营养结构不均衡。最后孩子的脾胃受伤，更多地出现外感、发育不良、鼻炎等问题。然后家长看到这样的结果就焦虑万分，不知道怎么办……

每次碰到家长向我咨询孩子问题的时候，我都发现与孩子的脾胃有莫大的关系，所以，在这本书里，我着重强调的是：如果要让孩子不生病，少生病，生病后尽快痊愈，最少复发，就要好好保护孩子的脾胃。

实际上这本书是我上本书——《让孩子不发烧、不咳嗽、不积食》的前传。意思就是：只要把孩子脾胃搞好了，那么包括外感引起的发烧、咳嗽、积食等在内的很多常见小毛病就都没了，少了。

要想让孩子的脾胃不出问题，家长还要记住一点：不要伤孩子的心！我们现在碰到的太多严重的小儿疾病，实际上都与伤了孩子的心有关。

为什么这么说呢？中医认为，心实际上是咱们讲的情绪，因为现在的小孩好多都是独生子女，父母难免会纵容、娇惯。久而久之，当孩子的一些要求在家里、幼儿园或学校里得不到满足时，他就会产生一些情绪失调的问题。

孩子情绪失调后，就会引起气血运行的失常，导致一系列疾病的产生，对孩子的影响特别大，甚至超出一般人的想象。

所以家长爱护孩子，除了要保护好他们的脾胃，更要保护、调整好孩子的情绪，让孩子总是保持一个好的、积极的心态。首先，对孩子不要溺爱；其次是家长不要因为自己的心失衡了，就把压力加到孩子身上，否则孩子的身体很容易出问题。

我认为，孩子的很多问题实际上是父母的问题，跟父母的不良情绪有关。像父母之间的冲突，或者父母的压力等，都会有意无意地影响到孩子，先是情绪失常，引起气血运行的紊乱，然后身体也会失常。

所以，不要伤孩子的心，不要让孩子时常处在情绪失常的状态里。其实，这是一个从根上不让孩子生病，让孩子身心都特别健康的大诀窍。

对家长来说，他们基本上都不知道自己情绪失常还可以让孩子生病这个事实。孩子生病了，家长往往第一想到的就是这孩子该吃什么药了，下意识地觉得一定有哪种药可以把孩子调整过来，他们万万想不到的是，孩子老爱生病是因为自己家的气场不好，自己的情绪恶劣。

简单地说，善于和不善于修心的家长对孩子的精神、神志，特别是孩子的脾胃的影响是完全不一样的。

所以，一个对孩子长远负责的家长不仅是要管好他的吃喝拉撒，还应该意识到自己的修心养性对孩子一生健康的重要性。

愿这本小书能给当今父母一点儿小小的启示。

罗大伦

2014 年 8 月 15 日

于当归中医学堂

目录

第 1 章　你是孩子合格的保护神吗

我与家长分享中医育儿知识的根本目的，不仅是教大家在疾病来临时怎么去对付，而且还要让孩子根本不生病。只有让孩子一年到头不生病，那才是家长真正的成功。

第 2 章　孩子不长个、胃口差、爱感冒，都是脾虚惹的

很多家长都没有发现脾虚会给孩子带来多大的影响，它不仅会让孩子不长个、胃口差、爱感冒，甚至会让孩子患上鼻炎、抽动症、抑郁症、肥胖症……

第 3 章　孩子不长个、胃口差、爱感冒，家长怎么办

　　家长一定要学会判断自己的孩子是否脾虚，是脾阴虚还是脾阳虚。这样才能运用对症的中医食疗、推拿方保卫自己的孩子，调理好他们的脾胃。另外，还要给他吃营养丰富的五谷杂粮，吃应季、应地的瓜果蔬菜。

第4章 家长如何解决孩子的外感问题

外感是家长最头疼的问题，每次孩子生病基本上都是外感引起的，症状一般都是发烧、咳嗽。其实，这些在我的上一本书《让孩子不发烧、不咳嗽、不积食》里已经写得很详细，但家长们还是会问我很多细节，这也是我在这本书中再次补充讲解外感的原因。

第5章　不修好自己的心，孩子一定爱生病

　　我一直和大家讲，中医方法都很简单，家长学会之后会比我还要厉害，在日常生活中就能用得炉火纯青。当然，更重要的还是用心，我们现在就缺少这个东西。

第 1 章

你是孩子合格的保护神吗

　　我与家长分享中医育儿知识的根本目的，不仅是教大家在疾病来临时怎么去对付，而且还要让孩子根本不生病。只有让孩子一年到头不生病，那才是家长真正的成功。

1. 不知医的妈妈"为不慈"

古人说："为人父母者，不知医为不慈；为人儿女者，不知医为不孝。"诚不我欺也！

我有一个很好的朋友，曾经在海外生活很多年，刚回来的时候，还带着一些国外的生活习惯，而且她原来并不是中医的粉丝，也没学过中医育儿知识。因为有我这个中医朋友，所以她孩子身体一有不舒服、小毛病什么的，就给我打电话："孩子又发烧了""孩子又咳嗽了"……

她孩子发烧频率还是比较高的。我说："你怎么不学点中医育儿知识呢？我的书里写得那么清楚，很多家长都受益了，你好好学学，就能少操好多心啦！"她说："那还要你这个朋友做什么呢？我打电话问你不就行了吗？还学什么啊！"

那么，大家想想，她这样做有没有问题？我有的时候在微博里面讲帮助朋友的事情，大家都很羡慕，都说如果和罗博士做朋友该多好，可以随时解决问题。可是，和我做朋友就能真正解决问题吗？

我问大家一个问题，当孩子生病了，已经开始发烧了，变成肺炎了，此时才处理还来得及吗？

答案是：来不及，因为已经错失了最佳的调理时机，所以要用更大的力量才能恢复孩子的健康。

在我们的生活中，经常出现这样的情况，往往这个看病的医生水平没问题，孩子的病情也很简单，但是因为在孩子发病的最初阶段，家长不懂医学知识，错失了解决疾病的最好时机，小火苗已经变成了熊熊大火。当医生来治疗的时候，孩子已经嗓子红肿化脓、发烧了，甚至已经肺部感染了，此时，无论多么高明的医生，无论中医西医，都会感到棘手，要花更多的心思去治疗。

所以，即使有最高明的医者做你的朋友，你也不可能 24 小时都依靠他们。如果自己对医学知识毫不了解，在疾病还是小火苗的时候没有扑灭，就会错失很多治病良机。所以，当孩子病得严重的时候，向医生朋友求助和去医院没有什么两样。

而且，对于家长来说，孩子生病之后再处理，这难道不是一件很麻烦的事吗？因为在孩子发病的最初阶段，家长如果不懂一些育儿知识，错失了解决疾病的最好时机，等到去找医生治疗的时候，孩子已经病到一定程度了，治疗时往往要费比较大的劲。这对孩子、家长的身体和精神来说都是一种折磨。

再说回到我的那位朋友身上，她因为头疼孩子经常生病，再加上我的劝说，于是开始自学中医育儿知识。慢慢地，她可以处理孩子的一些头疼脑热的小毛病了，比如，一发现孩子嗓子疼，当天处理好，就没事儿了……现在，孩子的体质有了明显的改善。

什么改善呢？在孩子妈妈学习中医育儿知识前，她孩子的个头在幼儿园的女孩里面几乎是最矮的，当时她很焦虑，但却不知道怎么办。

其实是因为这个小朋友的脾胃比较弱，问题出在喂养不当上，也有幼儿园吃得太好的关系，总之孩子的脾胃不好，结果孩子的个子就长不高。

后来，在学习了一些中医育儿知识后，她开始每天认真地给孩子捏脊，再让孩子多运动、多吃补脾的食物，只用了1年的时间，孩子的个子就开始"噌噌"地长，成了幼儿园同龄女孩里较高的。而且，这孩子调理前经常感冒发烧、咳嗽的，现在用这个妈妈调理后，孩子很长时间都不发烧、不感冒了，几乎不受外感的侵害，开始健康起来了。

现在我朋友很少问我孩子生病的事了，孩子过得更加健康、快乐。我还观察到，这个孩子在和别的小朋友玩的时候，是带着其他孩子玩的，当别的孩子还在妈妈怀里哭闹的时候，她却能有自己的价值观和判断力，这是很了不起的。

比如我朋友的母亲情绪不好了，这个孩子会和她说："姥姥你要快乐，要有正能量。"孩子讲这些东西，是为了让姥姥快乐点儿。她说的话不像她这个年纪的孩子会说的，这就是她有自己的判断力。当家里有什么负面的事情、气氛不好时，她就会很冷静地引导别人走向积极。一个孩子能这样做是很不容易的，这个孩子就被培养得很好。我对朋友讲，你养育孩子的方法是正确的，孩子不仅身体好了，心灵也越来越强大。

我现在越来越真切地看到了实践的结果，这个孩子明显是个快乐的孩子，她的气血通畅，身心都很健康。

大家看一看，这就是家长自己做孩子保护神的重要性。

在我的周围，有很多妈妈学了中医之后，在孩子身体一有点儿风吹草动时，马上就给孩子调理，确实取得了特别明显的效果。比如，在当归中医学堂参加学习中医育儿课程的好多妈妈们学完以后，原来她们的孩子在 1 年中感冒 10 次，现在只感冒 2 次，8 次都被阻截住了，她们做得非常好！

我比较感动的是，有一次，当归中医学堂举办三周年聚会庆典，来了一个妈妈代表，我和她聊天，问她："你学得怎么样了？孩子感冒了，自己都能治好吧？"结果她的回答让我特别惊喜："不是治好了，是现在孩子根本就不感冒了！"我一听太高兴了，她已经把对孩子疾病的提前战打得特别好了，等于做妈妈的根本就不让自家孩子感冒，而不是说怎么治感冒了。

我认为，这就是妈妈们学中医育儿知识的根本目标！

实际上，我与家长分享中医育儿知识的根本目的，是让妈妈学会修心和获得正确养护孩子的智慧。不仅是教大家在疾病来临时怎么去对付，而是让孩子根本不生病，不是疾病来 10 次，家长打回去 8 次就行了，如果是这样，就永远没有尽头。只有让孩子一年到头不生病，那才是家长真正的成功。

正如《黄帝内经》讲的，不要等到打仗的时候才去铸造兵器，不要等到渴了才去挖井，那是不行的。

家长靠自己的所学来帮助孩子战胜常见疾病的例子，在我的微博私信或者留言里，真的是太多太多了。我觉得，一个懂中医的妈妈真的是幸福和自豪的，因为她终于有能力真正地保护好自己的孩子了。

2. 治病的最好时机在"将病未病"阶段

我有一个朋友，关系特别好，大约有五六年的时间，她妈妈的身体有什么小问题都是由我来调理的。这姑娘很孝顺，有段时间，她妈妈因为发烧住院，她马上停掉在美国的公务飞回北京。

当时，她妈妈在医院用了 20 多天最好的抗生素，但烧始终退不下来，实在没有办法，医院说："只能停药，靠她自己的抵抗力吧，我们没办法了。"

这期间正好我回北京，就去医院看望她，说："既然停用抗生素了，就用中药试一下吧。"吃了中药后大约 3 天，老太太的烧就退了，第 5 天就出院了。回家后有的时候体温正常，有的时候稍微有点儿低烧，但都靠中药把烧退下去了。

这件事让我很感慨，我已经给她妈妈调理有 5 年的时间了，但如果她再早一点儿认识我，如果她和家人早一点儿学中医知识，知道在疾病的早期干预的话，她妈妈的病情不至于发展到这么重的阶段。

为什么？因为疾病不是一两天形成的，一定是经历了一个过程才会发展到严重的阶段——当时，我一下开了 5 个方子让她母亲慢慢退烧。但是如何让她的体力恢复过来，这需要在未来花费很大的力气。如果早期进行了干预，不让身体进入到这样严重的状态，调理起来则会容易很多。

一般来说，医生给老人看病会吃力些。为什么？你再有本事，都不能够阻止老人走向衰老。而孩子一旦生病，即使不怎么用药，也常常恢复得特别快。

我每天看到那么多的孩子生病，到医院打点滴，还有的孩子病得很严重，是几个人抬来的，就觉得特别痛惜——怎么能让孩子病到这种程度呢？我觉得太痛心了！如果家长懂一些中医育儿知识，能够早点儿调理的话，好多问题甚至自己都可以解决，绝不至于让孩子病得这么重。这是谁的责任？是家长们的责任！

其实有些病发展到一定程度的时候，医生可能想尽力都帮不上忙。所以，大家一定要在疾病的萌芽阶段，把它遏制。要知道，跟着病走的方法都是亡羊补牢，我们真正要做的是别让孩子进入生病的状态。一定要提前打"预防针"。

3. 让孩子不生病比治好孩子的病更重要

如何做到让孩子不生病？家长一定要学习，要变成智慧型家长、学习型家长。因为如果你不懂这些医学知识，实际上你就对孩子的健康没有根本的把控能力，你不知道什么会引起孩子生病，不知道孩子生病怎么办，只有睁大眼睛求助于别人，永远都是被动的。

好多家长整天在网络上到处哭求：我的孩子老咳嗽怎么办；我的孩子总感冒，每周都要感冒一次，怎么办……总是在向外求助。

有智慧的家长是什么样的呢？是掌握了中医育儿知识以后，知道孩子的病是从何而来，然后主动去调整。

第一，他们不慌张、不抱怨，知道首先要把自己的情绪和家里的气场调好，彼此互相帮助，那么孩子在这种气场下就会心情愉快，心情愉快以后气血运行就正常。也就是说，要让孩子不生病或者生病后最快痊愈，不再复发，父母先要学会养心。

我看见现在很多父母并不重视养心，压根不知道养心对自己和孩子有多重要。就像我在微博上写一个孩子的感冒方，一下子转发几百、上千，但我如果发一篇关于家长养心的文章，转发的人就只有几十个。家长会觉得，自己养不养心和孩子生不生病有啥关系？实际上，他没有想到养好心对自家孩子的健康是大有裨益的。

第二，有智慧的家长对人体的功能、疾病发生的各个阶段会有基本的了解。现在，大多数家长连孩子鼻涕的黄和白都分不出来，孩子感冒是风寒还是风热完全搞不清楚，这样完全可能耽误孩子治病的最好时机。

所以，我建议家长一定要对孩子身体的机能，比如脾胃的功能是什么、对孩子有什么作用等，有一个基本的了解。这不仅对孩子，对自己和家里的老人都是有好处的。只有这样，才能未雨绸缪，疾病来了也不慌，更知道怎么办。而如果不懂这些的话，孩子有什么病，你根本不知道怎么来的，还可能让其病情加重而不自知，最终耽误了孩子。

很多家长可能对我的说法不以为然，觉得现在医学这么发达，自己还有必要去学一些中医育儿知识吗——对付着过，孩子也能养大，自己从小不也是这么对付着过来的吗？但是要知道，如果你真的因为无知造成了一个错误，可能就会影响到孩子的一生，到那时你再怎么求医问药也调不过来，再后悔也都来不及了。

比如说，有的人不懂食物也有药性，觉得孩子身体有点儿虚弱，身高、体重等发育指标不及别的同龄孩子，就给孩子吃补药，结果孩子性早熟了，这时你想让他变回来可就难了。孩子已经发育了，你怎么让他变回来呢？无知的结果就是在透支孩子的生命啊！

我给大家举个例子。我在一次去南方一个城市出差的时候，一个家长找我，说她的孩子不断生病，身体也非常瘦弱，希望我帮助分析一下孩子的身体情况。我当时正在宾馆，他们带着孩子就赶来了。

我一看到这个孩子，就觉得他确实比较瘦弱，于是我开始仔细分析。在这个过程中，我注意到孩子的妈妈满脸不安的神情，让她坐，她也不坐，一直局促焦急地站在我的面前。在描述孩子病情的时候，这位妈妈甚至紧张得声音都发抖，她不断地描述自己孩子的各种问题："我的孩子这方面也有问题……还有，我的孩子还有一个问题……"其中有孩子各种不爱吃饭的情景、各种身体虚的表现。

此后来我分析孩子身体状况的问题，她不断问啊："面条能吃吗？鱼可以吃吗？海鱼可以吃吗？牛肉会不会对孩子有影响？"类似的问题，问了几十个。同时，她还向我介绍了给孩子吃的各种药、保健品等，当时我很无语。

此类家长，并不是个例，我见过很多这样的家长。

起初我认为是孩子身体不好，才使得家长紧张，后来我发现，这两者是相互刺激，最终形成互动的恶性循环。这位家长，是属于那种容易紧张型的性格，为了把孩子养好，她甚至辞去了自己让人羡慕的工作，然后把望子成龙的激情和压力加到孩子身上。一旦孩子稍有问题，她就紧张，赶紧给孩子吃药。她自己虽然不懂，但却固执地认为所有的药都是有用的，于是就多给孩子吃，之后孩子身体更不正常，她便更紧张，再给孩子吃更多药，如是恶性循环。

现在她的状态，真可以说是惶惶不可终日。

对于这样的家长，我就说她是没有智慧的。其实孩子的身体很容易自己恢复，可是她这样焦虑，会引起孩子的不安，而过度用药，又会引起孩子新的问题。

这次，在帮助分析孩子身体的问题之后，我特意用了很长时间来教育这个家庭的成人，告诉他们，必须放松自己，学习健康知识，这才是对孩子真正的负责。

现在每个家庭基本都只有一个孩子，要想做一个合格的父母，一定要特别慎重地、特别智慧地对待孩子的成长。这不是心里想想，更不是凭满腔的热情和深深的本能之爱就能做好的，对孩子的健康，一定要提前做好医学知识储备才行。

4. 家庭气场不好可能会让孩子患上很严重的病

对情绪引起的疾病，我感到很恐惧，因为不知道这对孩子的影响到底会有多大，很多孩子的重病，基本上都是家里的坏气场引起的。

我现在碰到的越来越多的孩子的这些问题，实际上都与孩子家里的氛围相关。父母老有焦虑的心态，压力大，等等。孩子处在这样的家庭氛围中，如果再受外感等因素影响，本来很小的毛病就可能容易往广处、深处发展，有的是抽动症，有的是其他病。

父母不和可能会让孩子患病

曾经，我到河南出差的时候，遇到一个老人带着她 18 岁的孙子追到高铁站来找我咨询。老人告诉我："这孩子晚上睡觉老出汗。"当时，我一看这孩子坐在那儿，就知道他不是简单的盗汗，因为他每隔二十几秒钟、三十几秒钟，浑身就剧烈抽搐、扭动一下，尤其是嘴和脖子，会向一侧猛地扭动，过一会儿又抽搐、扭动，这孩子看人的眼神是直直的，表情也比较呆板，一点儿都不丰富，他奶奶说他打小就有这毛病。

我判断这就是某种类型的抽动秽语综合征。

我对他奶奶说："我见过很多这样的孩子，发病原因比较多，但最重要的心理因素有三点：

第一，孩子的父母感情不好，老吵架、打架，会影响孩子。

第二，孩子的家里婆媳关系不好，长期的这个冲突会影响孩子。

第三，父母对孩子要求特别严，比如在学业上，要求孩子必须考到多少分，排第几名这类的。"

说完后，奶奶不说话，旁边随着他们一起来的一位妇女叫了起来："哎呀，你这比算命的还神了，天呐，他们家这三点全占齐了。"

我说："这跟算命一点儿关系没有，一点儿不神奇，我就是见得太多了，差不多都跟这三条有关系。"

当然，他们有可能在这三条里边只占一条或者两条，但是没想到他们家三条都齐了。

此时，孩子的奶奶坐在边上一阵沉默，一起来的妇女说："从小孩子父母就没有一起带他出去玩过，都是单独带他出去。他爸妈不在一起住，打架、闹离婚，但还没离……"

确实，这么长时间家里差不多天天冲突，肯定会影响到孩子的情绪，伤了他的心，最后导致气血异常，身体出这么大的问题。

我告诉他们："中医认为这个抽动是肝风内动，是脾胃有问题。总之，身体出现各种各样的逆乱，都跟情绪失常相关。"

那么怎么调整呢？我和他们说，回家后孩子父母和爷爷奶奶等家长一定要开会，要统一思想，调整好自己和孩子的情绪，不然这孩子的病很难好。因为我们见过很多患抽动症的孩子，吃药起一定作用，但是情绪的调整也至关重要。

后来我发微博说了这件事，引起了反中医人士的关注，说中医和算命的是一回事。其实这件事真的不是算命。那么我为什么说得这么准呢？因为这种情况我天天都能看到。例子中的这个家庭，父母从来没有一起领着孩子出去玩过，孩子从小就看到爸爸妈妈一直闹离婚，这些都会对孩子的情绪造成影响，导致他的气机紊乱，最后演变成抽动症。

再给大家举一个例子。有一个孩子生了病，他的家长基本上把国内的知名中医都走访遍了，谁都没办法，而西医对这个孩子的治疗方法就是给他吃镇静剂。

这个孩子的病严重到什么程度？他不是一般的抽动，是边抽动，边喊叫，就像李小龙打斗时那样喊、怪叫，每隔30秒就这样抽搐、喊叫一下。当时我们是在一个饭店里，白天的时候只有几个客人，这几个人看了一会儿就跑光了。不夸张地说，把人都吓坏了。

这么小的一个男孩，我坐在对面都没办法给他号脉，因为孩子控制不住自己，边抽搐边喊叫，声音特别恐怖。

那么，我是怎么判断这个孩子的病是情绪引起的呢？他妈妈说孩子会变魔术，而这个孩子在给我变魔术的过程中，特别安静，有条不紊，一点儿问题没有，变完魔术以后，把道具往桌上一放，又开始抽动喊叫了。我由此判断，这个孩子的病不是身体的病，而是情绪的病。我又观察这个孩子的脸，都是青的，面色灰暗。

我说："这个孩子家里气场不好，怎么回事？"他妈妈没和我讲，我说："这样吧，你可能不方便讲，你给我写个邮件吧。"

后来我收到邮件，一看，我的天哪。我为什么说父母关系不好，会导致孩子得重病，从这个孩子身上看就是这样的。孩子的爸爸有外遇，和他妈妈离婚了，这位妈妈一个人带着孩子，把所有希望都寄托在孩子身上，要求特别严，学习必须考前几名，而且还不自觉地把所有的气都撒在孩子身上。孩子之前身体是特别好的，结果现在怪病越来越严重，课都没法上，已经休学几年了。

这样的情况要怎么治？我和这位妈妈说："你要彻底地把自己调整到好的状态，你调整不好，孩子的病会越来越重的。"他妈妈说："我放弃行不行？我要把孩子送到孤儿院去，我实在受不了了！"

"为什么呢？"

"这孩子每天要到晚上 3 点钟才睡觉，一直在抽动！我都没法睡。西医给他吃什么药你知道吗？是治疗精神病患者的药，就为了让他睡觉。"

其实，这种药根本没法治孩子的病。我劝她说："中医调理这条路很长，但是效果很好，你如果有信心，有坚强意志的话，就要先调整自己，再治疗孩子，还是有希望的。"

但是他妈妈现在打算放弃了，只想把孩子送到孤儿院去，她说自己都要崩溃了，都没法上班了。

还有一个孩子长得很瘦小，他的家人找到我，我就肯定地说这孩子家里的气场不对，怎么看出来的呢？因为孩子鼻梁是青色的，嘴周围的一圈也都是青色的，所以我断定他一定是家里气氛不好。后来知道了，这个孩子的父母经常打架。

像这样的事儿我接触得太多了。甚至还有的孩子是被抬过来的，只是因为父母关系不好，导致孩子得了这么重的病，多可怜！

再生气也不要打骂孩子

曾经有个相声演员和我说过他朋友孩子的一件事，孩子的父母平时对孩子特别好，但有一次父亲生气了，上去做了一个要踢这个孩子的动作，表情特别狰狞，孩子一下子就吓到了。从此，这个孩子每过几分钟就抽搐一下。

虽然这个孩子现在长大了，已经学会开车了，但要是有人坐他车的话，就会发现他开车时，过一会儿就会向一侧抖动一下，旁边坐着的人看了都害怕。这位相声演员的形容有可能略微夸张，但我相信大致的情况应该是如此的。

孩子因为一次被"踢"就吓成这样，可能是偶然现象，那么，我看到更多的是什么情况呢？是长期的家庭气氛不好，比如父母把在工作单位积攒的焦虑情绪带回家，虽然很难说清是怎么传递给孩子的，但只要你把焦虑带回家，即使你在孩子面前强撑起笑脸，但还是会把坏情绪传递给孩子。

父母不和引发的孩子的身心问题太多了，后果往往是父母、孩子都遭殃。

这样的人间悲剧我确实见过太多了，无法一一列举。很多家长压根就想不到，自己的坏情绪会对孩子产生什么样的、多大的恶劣影响，但是，一个负责任的医学工作者会看到结果前面的原因，并把两者联系起来。

大家看看这样的病是怎么来的？是父母之间出问题了，然后导致他们的情绪出问题，最后全转移给孩子了。

家长的情绪对孩子的影响是远远超出我们想象的，大家一定要用特别平和的心态去对待孩子了，要明白，自己在养心上而下多大的功夫，孩子将来就有多大的幸福。

5. 家长如何在日常生活中保卫孩子的健康

首先，我把孩子的身体调理分为两个阶段。

第一个阶段：**在疾病急性发作的时候，可以用药，但是原则是药量尽量小，点到为止。**因为药物皆有偏性，容易伤到孩子，所以我们要尽量用最少的药味数，最少的分量，不可贪多贪大。

很多家长在找到我的时候，一般都会带着以往的病历，我翻开病历，看到很多方子，上面药物的味数和分量比大人的还多，这让我很担心。

我仔细问这些家长，原因往往是这些药物服用了很长时间都没有任何效果，试想：这些药物没有起到治病的作用，那么会不会起到相反的作用呢？

第二个阶段：**在疾病的平稳期，尽量采用食疗的方式，尽量采用推拿、按摩等方式，这样平稳，而且可以在平缓之中，见到日日改善的效果，这是我最推崇的调理孩子身体的方式。**

需要提醒各位家长朋友的是，治疗一个孩子，如果按照时间来分配的话，可以这样说，一百天里，可能只有五六天是在治疗急症，服用了药物，剩下的九十几天都是在食疗的，都是通过外治或者锻炼的方式来调理的。

所以，大家应该明白的是，在绝大多数的时间里，我们家长都需要通过食疗、推拿、锻炼等方式来调理孩子的身体。

这个观念家长们一定要牢记，否则会有很多孩子长期服药的。

为什么我这么强调要通过食疗来调理呢？

因为我发现，在找我调理身体的孩子中，有一个非常奇怪的现象，就是脾胃出现问题的居多，虽让我很苦恼，但去非事克似的病，最后诊断再三，还是从脾胃那里找到发病的根源。

这种现象让我逐步形成了一个调理思路，就是在看到患儿的时候，本能地先从脾胃方面寻找诊断依据，寻找病因病机。结果发现，疗效往往出人意料的好。

举个例子，曾经有位朋友找我，他的孩子是鼻炎，总是感觉鼻子堵、有鼻涕。其实，当他把孩子带来的时候，我反倒没有关注鼻炎的各种症状，只是注意看孩子的脸色——这是向望诊大师王鸿谟老师学习的思路。这个孩子给我印象最深的地方，就是脾胃不足。虽然看着他在沙发上跳来跳去的，感觉精神头儿很足，但是他的脸色告诉我，他的脾胃有问题。

我要告诉大家的是，孩子贪玩，他们的生机很强，所以总是很活泼，这不是正气是否足的依据。很多脾胃不足的孩子，一样多动。一般如果孩子蔫了，那除了急症，就是真的出大问题了。

所以我对这个孩子的调理，就是开始的时候用了点儿通窍的药物——没用几天，后来就直接调理脾胃了。结果，调理了一段时间，我的这位朋友告诉我，孩子的鼻炎基本没有什么症状了。

这样的情况很多，这样就促使我去总结脾胃和肺的关系。

现在让家长最头疼的，往往就是呼吸系统的问题。当然，感冒谁都会得，但是绝大多数的情况是，感冒好了，呼吸系统的问题也就好了。可是偏偏有的孩子，感冒之后，往往还是有各种复杂的呼吸系统问题，什么鼻炎、哮喘、顽固性咳嗽等，不一而足。这是为什么呢？

原来，这往往就是脾胃不足导致的。在中医里面，脾胃属土，肺属金。在五行里面，土生金，也就是说，土是金的"母亲"。这样，脾胃和肺的关系就明晰了，原来脾胃是肺的"母亲"。中医里面有个说法，就是"虚则补其母，实则泻其子"。按照这个治疗原则，如果肺虚，那么就要补肺的"母亲"——脾胃。

这就是中医的奥秘。很多人问，如果直接补肺不就可以了吗？为什么要绕个弯子，先补脾胃呢？

原来，这就是我们老祖宗的聪明之处。您想，一棵树，叶子枯萎了，是先浇树根，还是先浇树叶呢？就是这个道理。要滋补一个脏器，我们先滋补它生发的源泉，这就是一种智慧。

还有脾胃和肝的关系。钱乙说得好，"土虚则木摇"，这是很多肝经问题的一个方面。很多肝经的问题，如果追溯，都可以找到脾胃的问题。

还有脾胃和肾的关系。这两者一个是后天生化之源，一个是先天之本；我们肾里面的肾精，是从先天继承来的。但是，在出生之后，就要靠饮食吸收的精微物质，和呼吸吸入的精微物质结合，再结合先天之精，来形成肾精并储藏在肾中。这是我们生长的根本。所以，如果脾胃虚弱，则会影响肾精，导致孩子生长缓慢。

那么，该怎么调理脾胃呢？

我主要是使用食疗的方法，因为脾胃本来就是运化饮食的，所以食疗更加合适。在中医里面，有很多药食同源的好东西，这些东西，既是药物，也是我们平时吃的食物，所以比较平稳。

脾胃出现问题，主要分两个方面，一是积滞，一是虚弱。

所谓的积滞，就是指本来应该运化的食物，没有完全运化，结果形成了积滞。这种积滞，是一种病理性的停滞，并不一定就是食物停留在脾胃中了。

有的家长问我，孩子吃得已经非常少了，怎么还有积滞？

这个问题的答案就是：积滞并不一定是食物停留，可能还是一些其他的病理性产物。有的孩子食积的表现就是胃口不好，不吃东西，面黄肌瘦，肚子大；而有的孩子则表现为非常能吃。

明代有位著名的医学家叫薛立斋，我曾经写过的。这位是太医院的院长，他的父亲也是御医。他父亲之所以入太医院，就是因为擅长儿科；他们家传的，就是宋代名医钱乙的学术思想。可以说，薛立斋对儿科是非常精通的，他在他的儿科专著《保婴撮要》中说：

"凡小儿积滞或作痛，皆由乳哺不节，过餐生冷，脾胃不能克化，停滞中脘，久而成积。或因饱食即卧，脾失运化，留而成积。"

他说孩子食积是因为喂养不当。比如过去讲究哺乳之后不能马上喂食，喂食之后不能马上哺乳，就是说不能混食；又比如孩子最好不要多吃生冷，现在很多孩子从冰箱里拿出东西就吃；薛立斋还提出，不能吃饱就躺着睡觉（饱食即卧），这个恐怕很多人都没有注意，这样会伤脾的。让小孩子吃饱了就睡觉，这恐怕也是很多家庭的习惯吧。

调理这种食积的药食同源之品，可以用"焦三仙"。这是焦山楂、焦麦芽、焦神曲的合称，如果加上焦槟榔，就叫"焦四仙"。另外常用的是莱菔子，就是萝卜籽，它具有下气导滞的作用，还可以化痰。有的时候，我还会使用鸡内金。这个鸡内金如果生用，化瘀的力量比较强，所以我们通常给孩子用炒的鸡内金。它作为中药的名字就叫炒鸡内金。

您看，再伟大的中医大师，用的也就是这么多药物。最后讲究的，可能就是用哪味药、用多大分量。只要辨证准确，大的方向就不会出问题。我在书中介绍的方中所用药材、食材都比较平和，是我们比较熟悉的药食同源之物，所以用来给孩子调理是比较合适的。

第2章

孩子不长个、胃口差、爱感冒，都是脾虚惹的

很多家长都没有发现脾虚会给孩子带来多大的影响，它不仅会让孩子不长个、胃口差、爱感冒，甚至会让孩子患上鼻炎、抽动症、抑郁症、肥胖症……

1. 为什么自家的孩子老爱生病

为什么我一直强调孩子的身体问题，大部分都是由脾胃的问题引起的呢？这要看孩子最容易出现哪些问题。其实，孩子最容易出现的，就是外感类疾病，另外还有发育迟缓、瘦弱等问题，而这些问题，无一不与脾胃虚弱有关。

我先给大家举个例子。我常常到各地讲课，当地的朋友往往会把孩子领来，问我各种孩子的身体问题。有一次，我到广西讲课，课后主办单位的一位员工，就把孩子领来，对我说，为什么自己的孩子身体总是那么虚弱，风一吹就感冒？眼看着别人家的孩子，同样在一起玩的，人家什么事儿都没有，自己的孩子却总是生病，这是为什么呢？

其实，当时我一看孩子的脸，就知道是怎么回事儿了，因为这种情况，我见得太多了，这是现在孩子的一个通病。

那么，我是怎么看出来的呢？当时我看了一眼，就发现这孩子的下眼袋比较大，呈红紫色，这是典型的脾阴虚的情况。再对照他的嘴唇鲜红，我觉得情况比较吻合。于是，我问这个家长："孩子是不是喜欢吃肉？"

当时孩子父母频频点头："对啊，这孩子就喜欢吃肉！管不住。"

我又问："孩子是否一感冒，就容易咽喉肿痛？"

他们俩又忙着点头："是啊，就是这样的，总是嗓子肿痛。"

我说："孩子经常外感的原因其实很简单，就是吃肉吃得太多，经常积食，导致脾胃虚弱，最终才让身体弱下来的。"

他们当时面面相觑，似乎完全没有想到，经常患外感和饮食有什么关系。

其实，现在太多的孩子就是因为脾胃出问题才引起身体虚弱的。

2. 脾胃失调，孩子就容易得外感

为什么饮食和外感有关呢？首先，我们来看看外感。外感属于呼吸系统的问题，多是肺气不固、外邪入侵导致的。肺气强壮的孩子，能够把外邪抵挡在体外，这样就不至于外邪入侵。

那么，为什么有的孩子会肺气不固呢？中医认为，这很大程度上取决于脾胃之气的状态。在中医看来，脾属土，肺属金，按照中国的五行理论，土生金，也就是脾土生肺金。

有的朋友会不理解，什么是脾土生肺金？难道脾胃里面有土，肺脏里面有金子？其实不是的，中医里面的五行，就是借用五种元素的关系，来标示各个脏腑之间的关系。五行只是一个坐标系统，一个标示系统，你把它换成 1、2、3、4、5 也可以，只不过没有那么直观而已。

而"脾土生肺金"这句话，翻译成现代语言，就是脾胃功能的强壮，可以令肺功能强壮。可是，现在很多孩子，因为饮食不节、饮食不规律、吃不健康的食品等原因，脾胃受伤了，这样，肺就会出现问题，这是孩子容易得外感疾病的一个根本原因。

对于喜欢吃肉的孩子，因为脾胃的运化能力有限，吃了那么多的肉，根本无法运化，所以会积食，积食以后，胃中会出现阻滞，这样胃气就不能下行。

正常情况下，人的胃气下行，然后心火也跟着下行，这样上焦才不至于太热。可是，如果胃气不能下行，则心火也无法下降，被阻塞在上焦，这样，上焦一定会越来越热。此时，孩子如果一感冒，立刻就容易咽喉肿痛。

孩子感冒时，家长一定要考虑，是否存在我们现在讲到的这种情况。

孩子的外感，多数情况下，很可能都是由于脾胃出了问题导致的。我常常说：在儿童的每一次外感的背后，可能都会找到脾胃失调的影子。这是现代儿童疾病的一个重要特点。

而儿童的生长，更是离不开脾胃。因为所有的营养物质，都要脾胃吸收并运化到全身，如果脾胃失调，无法吸收运化营养物质，则身体的成长，会受到很大的干扰。

3. 脾胃强大，孩子的抗病能力才强大

首先，家长要知道防护身体的是一种叫"营卫之气"的东西。"营气"是在经脉里面行走的，"卫气"是行走于经脉之外的。

"营气"是液体状的营养物质，等于是"弹药"；"卫气"是一种气，是人体体表的"防御系统"。营卫和谐，协同作战，就能保卫我们的身体。

营卫之气是从哪里产生的？这是从我们的脾胃化生而来的。脾胃吸收食物中的营养物质，然后向上输送，经过肺，再由肺输送到全身。

实际上，我们身体内的营养物质要转化成营卫之气并输送到全身上下，变成强大的的防御系统，是由肺来负责的！因为"肺主皮毛"，肺主一身之气，所以肺在营卫之气向全身运行的过程中起了很大的作用，但产生、供应营卫之气的"生产基地"是脾胃。

中医理论里面讲：脾胃属土，肺属金，因为"土生金"，所以"脾土生肺金"。说到这里，大家可能会想，中医怎么这么玄啊，又是土又是金的。

中医当然很"玄"，在中国文字里，玄是什么？玄是黑，是深不可测。大海玄不玄？大海深处的东西我们现在探索清楚了吗？没有！所以，不要拿现在的标准去轻易否定以我们目前的智慧还判断不了的东西，那可能会妨碍我们生命的进步。

话说回来，"脾土生肺金"用今天的话来说，就是一个人脾胃功能

的强壮与否，决定了其肺功能的强壮与否。当脾胃强壮，能够吸收足够的营养物质，那么肺的强壮就有保障；当脾胃弱，没有吸收到足够的营养物质，那肺的防御能力也会相应弱下来。这是一个模式，实际生活中也确实如此。

当我们脾胃好的时候，吃下去的食物中的营养物质很快就能转化为我们的正气——防御部队。正气运行得快，能够有力地抵御外来的任何病邪——细菌、病毒等，拒敌于体表之外。

归根到底，只有人的脾胃强大，人体的防御部队——营卫之气才会强大，才不容易得病。为什么古代大医说脾胃是人的"后天之本"？真的是大道至简啊！

4. 什么是脾虚、脾胃不和、积食

在给大家分享中医育儿知识的时候，常常有家长问我："罗老师，既然孩子的大部分疾病都是脾虚造成的，但脾虚、积食、脾胃不和这几个中医概念我闹不清楚，它们说的是一回事吗？"我说："它们不是同一个概念，脾虚、积食、脾胃不和，它们之间是互相重叠、互为因果的。"

什么是脾虚

脾虚就是身体吸收、运化食物的功能出问题了，实际上这主要跟我们身体正气不足有关，它会引起营养无法吸收，最终导致正气不足与营养无法吸收的恶性循环。

中医讲很多气，宗气、肺气、肾气，等等，它们都和脾胃有关。因为只有脾胃吸收、运化功能正常，才能将吸收的食物营养转化为这些正气。

脾虚会出现什么问题

吸收的营养会变少，没法运输到全身；四肢秉受的营养不足，所以四肢会无力，肌肉会减少，因为脾主四肢、肌肉；另外，人的肺气也会变弱，因为"脾土生肺金"，肺气是脾胃之气生发的，而"肺主皮毛"，那么人体体表的这些防卫系统——皮毛功能就会变弱，出现头发没有光泽、掉发、皮肤干黄等症状……

什么是胃虚

就是人受纳食物的功能有问题，比如你吃了东西马上就胃胀，也就是吃不下去了，不能消化了，呕吐，呕酸水等，这都是胃虚、胃气上逆的表现。

什么是脾胃不和

脾和胃，都是属于消化系统的，在中医看来，它们本来是相表里的（互为表里的还有肝和胆、心和小肠、肺和大肠、肾和膀胱）。

如果脾胃不和了，比如说胃强脾弱。胃亢进，胃口特别好，特别能吃，但是吃了不吸收，不能运化——脾弱了，吃了就腹泻或者吃了以后肚子越来越胀，这就是胃强脾弱。

脾胃不和就是说脾胃两个不能合作了，它们一个是管接受的，另一个是帮助吸收的。如果能接受不能吸收，不能运化，不能向全身输送，就是脾胃不和。

脾胃不和通常还指脾胃与其他脏腑之间不能协调，比如肝气不舒、情绪不好也会引起脾胃不和，严格地说，这种脾胃不和叫作肝脾不和。

还有一种情况，是脾胃和外界不和。比如说你突然到了一个地方，水土特别不服，吃了什么东西，喝了比较硬的水，之后闹肚子，这也叫脾胃不和，是脾胃跟外界不和，跟当地的环境不和。

什么是积食

积食是脾胃虚弱里边的一个类型。积食会引起脾胃虚弱，脾胃虚弱又会引起积食，它们之间是互为因果的。

　　积食，有的是积在胃，就是吃东西多了，导致胃堵了。比如说孩子吃鸡腿，一下吃了 3 个，接下来不想吃别的了，有时甚至会往上呕酸水。

　　那么积在脾是什么意思呢？就是当积食长期地积在胃后没有被消除，慢慢地，脾就被伤到了，会给孩子带来更严重的危害。

　　如果积在胃里，可能吃点儿山楂之类的就消掉了，没事了。但是当积在脾以后，脾的功能被伤了，这是经过一个长期过程形成的，是积食发展到后来的更严重的后果。

　　积食到了这步，孩子总爱腹泻，或者经常大便干燥——大便前边是硬的，后边是软的，不成形，吃一点儿东西肚子就爱胀，严重的孩子肚子会胀得像球一样，这样的孩子看上去四肢比较消瘦。这是因为肌肉缺乏营养来源，然后孩子会没有力气，经常出汗、气喘等，都是因为脾功能受伤了，它运化不了食物，就全部堵在那儿了。

　　脾积是长期形成的，因为胃积一两次，是不会导致身体状况改变的，但如果脾伤了以后，孩子身体状况就会改变。

　　积在脾的表现可能没有积在胃那么明显，因为如果积在胃，会出现一些比较突出的症状，比如口中味道大、突然食欲不振，甚至不消化、呕吐酸水等。

　　但是，积在脾，却往往是慢性的过程，身体在不知不觉中，慢慢开始变得虚弱，正气不足。**因为脾积不是突然出现的，往往没有胃积的表现那么明显，但脾积对孩子的伤害会更严重一些。**

　　总的说来，脾胃虚、脾胃不和、积食对孩子身心的影响都比较大。一般来讲，在孩子身上出现的毛病，由积食引起的多，最后多半会导致脾胃不和、脾虚。

如果孩子脾虚，家长一定要特别予以重视，因为脾虚已经是进入一个慢性疾病的状态了。普通的积食多是急症，只要一消，可能第二天就好了，但脾虚不是吃点大补，吃大就好的，它要一点一点地调养。

分清楚这三者之间的差别和关系，对我们调理好孩子的身体有很重要的意义。家长只有能够清楚分辨孩子处于什么状态，才能对症及时调理。

5. 孩子脾虚是父母惯出来的

基本上，绝大多数孩子的身体问题，都与饮食不当、脾胃失和有关——正气不足，外邪才来侵袭。表面上看是感冒、咳嗽、鼻炎……但究其根本，是因为家长喂养失当。

如果我们家长懂一点儿最基本的中医知识，那么，通过自己对孩子脾胃的调理，就可以保证孩子长得高、胃口好、不生病……

现在，为什么胃口不好的孩子非常多呢？我认为基本上有以下几个原因。

家长太纵容孩子

只要端到面前的菜不符合孩子心意，孩子就不吃了。有一次在一个饭店，我亲眼看到边上一个妈妈喂孩子，那真是叹为观止。这个孩子大约四五岁，这么大的孩子，妈妈基本上是每一口都要追着喂，从吃饭开始："来，宝贝吃一口，给你讲一个故事。"孩子不吃，妈妈就一边求着一边满桌子追，然后这个孩子就躲。

吃这一口饭要花上五六分钟，甚至十分钟的时间。最后稍微吃饱一点儿，孩子噌的一下就跑去玩了。其实这个孩子根本没正常吃饭。

出现这样的情况完全是妈妈娇惯造成的，就是没有给孩子形成一个条件反射。所以，请妈妈们记住一个规律，孩子吃饭一定要到点就吃、做什么就吃什么，要形成这样一个规律。

在孩子吃饭的问题上，家长们一定不要纵容，要是不改变的话，就会造成这样的局面：孩子每次都勉强吃半顿饭，但凡吃饱一点儿，他就去玩了，但是很快就会饿，饿了以后怎么办呢？没有饭了，就吃零食，比如各种小饼干之类的。要知道，这些东西都是含添加剂的，不是正常的饮食。常常这么吃，孩子的身体一定会更受伤，这是恶性循环。

实际上，孩子认不认真吃饭，与家长会不会做饭也有很大关系。

孩子体质太弱也会导致胃口不好

比如孩子曾经吃过什么苦寒的药、用了过多的抗生素，都会导致脾胃功能弱。我曾经见过一些这样的孩子，生病时长期使用抗生素，或者是长期吃药性苦寒的中药，结果脸色青白、身体虚弱、胃口不佳，连长个子都出现了问题，这是生发之气被伤害的缘故。

孩子吃某种单一的食物突然吃多了

比如说孩子喜欢吃大鸡腿，家长就给买好几个，孩子就使劲吃，一下就吃多了，结果积食。之后脾胃不和了，功能下降了，这时你再让他吃，他就吃不下去了，因为没胃口。

吃太多不健康的食物

很多孩子喜欢吃各种零食，喝饮料。现在很多此类食品、饮料，都添加了一些人造物质，有些对人体是有影响的，甚至有的影响我们现在可能还没有完全意识到。而孩子一旦喜欢上这些食品，可能对主食就失去了兴趣，导致饮食规律紊乱，这也会令孩子的脾胃受伤。

对于以上这些情况，咱们中医其实是有很好的调理方法的。

6. 给孩子吃得过多、过好会让孩子脾虚

我觉得，家长有一个心态很有问题：宝贝太可爱了，我愿意把世界上最美好的东西都奉献给你。美好的东西最直接体现在哪儿——好吃的东西，一定要把各种各样好吃的都给孩子。孩子的脾胃天生比较弱，家长又难以掌握节律和尺度，所以一不小心就会给孩子吃得过多。吃多了就把孩子给伤了，造成积食。

孩子的各种身心问题及其症状的根源是什么？可以这么说，往往都起始于脾胃失调。

每个家长一定要统一思想：我们不需要给孩子补充那么多的营养。全家都要明白脾虚的病理和严重性。

孩子吃东西控制不了自己，经常一吃多点儿就糟糕了，为什么？就像电脑死机的原理一样，我们都知道，电脑开一个文档没问题，开一万个就不行了。孩子也是这样。

不知道为什么，好多家长都这么认为：我家孩子正在长身体，或者天生体虚，得多吃点儿好的、所谓营养丰富的东西——比如说大鸡腿等富含营养的食品，这样才能满足身体的需要。但让孩子多吃这些东西，往往会吃出问题。所以大家千万不要被"虚"的概念所吓住，不要总认为自己孩子虚，而给孩子多加营养。

以前农村的孩子能吃到什么？就是玉米、高粱米，没吃那么多肉，身体却很结实。你给孩子吃很多的肉，反而出问题了，为什么？

很多企业家的食谱中，海参、燕窝、鱼翅……应有尽有，营养足够丰富，但是他营养好吗？往往这样的人营养是最差的。为什么呢？肥甘厚味将脾胃堵了，身体不吸收营养物质，结果反而血虚了。所以我给这些企业家讲课的时候，发现他们吃得特别好，却贫血了。因为跑到他肚子里的营养已经超过身体能承受的底线，反而不吸收了。

父母一定要记住：不要把你认为好吃的东西给孩子吃，粗茶淡饭、五谷杂粮其实是最好的。现在，我们的孩子在饮食上可选择的太多，但是这样的选择往往会出问题。

7. 食品不安全，孩子吃了也会脾虚

说实话，现在我们以为好的东西，往往对身体，特别是孩子的身体并不好。以生日蛋糕为例，过生日时大家都爱买，但有的孩子吃了过多的生日蛋糕后第二天就发烧、咳嗽、哮喘。为什么？生日蛋糕是什么东西做的？除了面粉，还有各种人造的添加成分。

有一次，我在某个大学给企业家讲课时，随便问了一个问题："你们有没有做蛋糕生意的？"大家全看向一个同学，我说："肯定是您了，讲一讲，蛋糕是什么做的，为什么有的孩子吃完就发烧、咳嗽？"

这位企业家投资了很多蛋糕店，他说："说实话，我要是全用天然成分的原料来做蛋糕的话，我竞争不过人家。人家卖 200 块钱，我也必须卖 200 块钱；人家用人造的东西来做，我也得用人造的东西来做。但是，我劝同学们买来生日蛋糕之后，把上面的奶油刮掉扔了，只吃下面的蛋糕……"

他跟左右的同学这么讲："你们买我的蛋糕，要把上面白的部分全都扔了。"为什么呢？因为那是人造奶油做的，里面有反式脂肪酸，这种东西对人体不利。

其实蛋糕里除了反式脂肪酸，还有各种香料，这些都对身体很不好。所以，家长们最好学会自己做蛋糕，只有自己做才能尽量使用天然材料。

要让孩子习惯吃天然的东西。否则，孩子知道香料的美味，总想吃的话，只用几次就能把孩子的脾胃吃垮了。

还有各种让孩子眼花缭乱的零食，里面添加了各种各样的东西。记得我在 2007 年读博士的时候，翻译过一篇英国某个期刊上的文章，说英国科学家研究证明：有人工合成色素的饮料喝多了以后，会导致孩子多动症的发生。

另外，现在各种各样的养殖方式非常糟糕，养殖的过程中添加的药物比较多，所以未来的食品安全问题比较突出，我希望家长如果有条件，要尽量给孩子吃无公害的肉类食品。

我走遍大江南北，反复和大家探讨，什么肉干净，最终一致觉得可能羊肉好一点儿。因为羊吃东西比较小心谨慎，又很难圈养，必须放养，所以羊肉相对安全一点儿。而且羊肉是甘温的，吃了不上火。但是我们烹饪的方法有问题，在做羊肉的时候，往往会加花椒、大料等各种调味料。

我们知道新疆人经常吃羊肉，但他们是不上火的。好多回族人和我探讨："为什么你们吃羊肉上火，我们天天吃都不上火啊？"因为我们爱吃加佐料的红焖羊肉，而他们就是清水煮羊肉，而用清水煮的羊肉是很平和的。

为了孩子的脾胃，我建议大家在有机农夫集市去买健康的肉，现在很多地方都在饲养符合有机食品标准的禽畜。在我的老家东北，我们吃的有机肉全都是安全的，我父母吃的青菜也都是尽量买有机的。

食品安全一定要过关。有了这个意识，孩子脾胃的健康在食物入口前就能得到很大程度的保障。

8. 父母的坏情绪和压力也会让孩子脾虚

前面已经说过了，脾虚是导致孩子大部分疾病的原因。**这里，我还想提醒大家：家长们自身的坏情绪也会给孩子的身体带来危害，其后果可能是非常严重的。**

为什么这么说呢？除了现实中屡见不鲜的例子，我们也可以在中医理论中找到原因。

在中医理论体系中，五脏和五行是对应的，其中，脾胃属土，肝属木，那么木和土是什么关系呢？木是克土的，就像大自然里树会把泥土给固定、控制住，植树可以防止水土流失的道理一样。

在中医里，肝属木，像树一样生长。如果一个人老是情绪不佳，无处生发的话，就会肝气不舒、郁结，那肝就会憋闷、瘀滞，然后向其他方向爆发，这叫横逆。横着长，不是纵向长了，结果会怎么样？会克脾土。

也就是说，一个人情绪不好，一定会引起其脾胃系统出毛病，就是这么一个关系，中医用"肝木横逆克脾土"这几个字来形容。

很多人反中医，说五行是什么东西。以前我在微博里讲：肝气不舒会引起身体的各种病变。然后有一个人就很不理解，他说："什么是肝气？你把肝气拿出来给我称一称。"

肝气是什么呢？肝气不舒又指的是什么？实际上，肝气不舒是中国古代上千年以来中医沿用的一个词。所谓肝气不舒，就是指情绪不好，郁闷，和西医讲的肝不完全是一回事。西医解剖学意义上的肝是指一个具体的脏器，而中医学意义上的肝比其含义要丰富多了，它的范围要大一些。

肝气不舒（情绪失常）会引起脾胃系统的失常，在西医系统里也是这么认为的。比如说一个人得了胃溃疡，什么原因呢？就是这个人焦虑、紧张、压力大，所以往往会容易得胃溃疡。

现代医学在做小白鼠实验、做动物造模的时候就发现是这样。什么叫造模呢？就是造出一个模型来。比如说我们要研制治胃溃疡的药，那么我们要先给小白鼠吃，看是否有效。那小白鼠怎么会患上胃溃疡呢？就不断电击它，吓唬它，时间长了以后，把小白鼠解剖了，发现它已经患上了胃溃疡，这说明存在于它精神系统里的恐惧和压力会导致脾胃失衡。

现代很多人脾胃不好就是焦虑、紧张造成的。为什么有的人在吃饭的时候生气，胃就在疼，而且以后再生气，胃也会疼，这实际上就是情绪失常引起了脾胃系统的病变，是肝木横逆克脾土的结果。

所以，情绪不好，很多人会觉得自己的胃发紧，肚子也不舒服；还有的人每临考试的时候就想上厕所，腹泻，这都说明脾胃实际上和情绪密切相关，甚至有的人说肠道是人的第二大脑。

在培养孩子的过程中，如果你给孩子过多的压力，让他焦虑、紧张，那么这个孩子的脾胃系统就会失常。失常以后身体吸收营养物质的能力就会下降，生长、发育就容易出问题，从而引发各种各样我们后文将要说到的疾病。因为脾胃没法吸收食物里的营养物质了，身体的正气就不足，正气不足，抵抗力就不足，就容易生病。

所以，有的时候你发现孩子最近学业压力大了，突然上火了，然后就感冒了，为什么？就是肝气不舒引发脾胃系统失常造成的。如果不明白这个道理，治疗效果往往就很差。但如果这时能够把情绪调理好，让肝气疏达，或者稍微用点儿疏肝火的药，脾胃功能理顺了，有可能这个感冒就好了。

9. 孩子学习压力大就会脾虚、不长个

有一次一个家长带着孩子来向我咨询问题，家长问我："孩子怎么不长个、胃口不好、瘦瘦的？"我一看，这个孩子确实如他所说。我就问家长："孩子平时上学的压力大不大？"他说："特别大，大到什么程度？晚上要做作业到十一二点。"

我听了真的很吃惊，孩子才上小学，而且还是在北京一个不错的学校——可能越是好学校，孩子的学习压力就越沉重。

孩子压力大，没有什么快乐，所以他的表情与内心阳光的孩子都不一样。我当时觉得特别遗憾，这一定是孩子负担过重，导致情绪不畅、气血紊乱，把脾胃伤到了，所以就胃口不好，也不爱长个。

我就开解这位家长说："按你们家的条件，孩子将来有很大可能会出国学习，既然他将来不在国内上大学，现在给他这么大的压力，他拼

命地学习、考重点，也没有什么大用。不要让孩子把身体搞垮了，身体垮了，再学什么也学不好，现在就让孩子放松地玩吧。"

好多家长在教育孩子方面往往会跟别的人比，"我的孩子学习多好""我的孩子这样拼命地学，将来才会有保障"。他们是体会不到孩子身体健康、心理健康的重要性的，根本就没有真正意识到到底是孩子的健康重要，还是孩子的学业更重要这个问题。

家长要真正想通，孩子的身体健康比天大。如果只想把学习搞上去，不顾孩子的压力，那么当他的情绪、身体出了问题后，可能连普通的水平都跟不上，那就是非常可悲的事情了。

10. 脾虚的孩子贫血、脸色差

以前，我在北京同仁医院上班，有一次，冬天早晨起来坐地铁，当时天都没亮，我看到一个孩子背着很大的书包，由家长带着坐地铁上学。一看那孩子瘦瘦小小的，脸色苍白，仔细看苍白中还透着铁青。我心里感慨，孩子负担也太重了，后来发现这样的孩子越来越多。

其实，正常上学本来是快乐的事，但现在的孩子学业比较重，除了正常上学以外，家长又会给孩子报很多课外辅导班，让孩子一直陷于不断学习中，这个时候孩子的身心就会受到桎梏。

家长要明白，学习是培养孩子对生命的热爱和责任、对生活拥有

积极态度的一个过程，所有学的东西都应该是起辅助作用的，是为了达到这样的终极目的。 比如说，学习跆拳道是培养孩子勇气的过程，但是你非要把它练到多少段位，这就变成了一件功利的事，忘了学习的根本目标。

再比如，学钢琴本来是件快乐的事，是陶冶性情，完善生命的过程，但一些家长就为了孩子在择校时加分或为了显摆，要求孩子必须练到多少级，孩子就觉得这是苦差事，他不但欣赏不到音乐之美，还会觉得这是件巨无聊的事。关键是这样还会伤孩子的心，人为扰乱孩子的气血，最终伤到孩子的脾胃。

有一些孩子刚上小学，写作业就要写到半夜 12 点，这样的孩子压力很大，肯定情绪不好、肝气不舒，于是乎，"肝木横逆克脾土"，孩子的脾胃就会受伤。脾胃受伤以后，孩子吸收营养的能力就会打折扣，血液一定不足，孩子的脸色就会苍白，没有血色。

中医认为，血实际上是脾胃所吸收的营养物质转化而来，脾胃如果受伤了，吸收食物中营养物质的功能减弱，孩子血液一定不足，小脸上肯定没有血色。

11. 压力大的脾虚孩子可能得抑郁症

我还见过一个孩子，她不是瘦，是比较胖。这个孩子是单亲家庭，和妈妈一起生活，而妈妈把所有的希望都寄托在孩子身上，对孩子的要求特别严，总是把自己在生活中未实现的愿望有意无意地转到孩子身上。比如要求孩子的学习成绩一定要排在班级的前三名，于是孩子精神压力特别大，就拼命地学……

结果这个孩子精神崩溃了，得了抑郁症，而且是狂躁型的抑郁症，最后连学都上不了。

现在这位家长特别苦恼，在北京找了无数的医院治，但都没有很好的效果。这就是因为家里的气场不好，家长对孩子的学业要求太重，导致孩子肝气郁结、脾胃受伤的结果。

脾胃受伤后，一种情况是不吸收营养，孩子会很瘦；而另外一种情况，就是脾虚导致无力运化，引起痰湿过重，多余的营养物质排不出去，沉积下来，这样孩子会特别胖。

当然，脾胃受伤后导致孩子身体出现的症状肯定不止以上两种。

12. 不要以为孩子脾气大是性格问题

孩子有一些症状，不像感冒发烧那样特别明显，但却是在反映孩子身体的某些问题。比如孩子脾气特别大，特别闹，家长可能以为这是孩子性格的问题，殊不知这除了是培养方法导致的问题外，也很可能是身体状态不佳引起的。

我无数次讲过，做一个合格的父母，一定要懂一点儿中医的知识，否则，当孩子爱发脾气、乱发脾气时你还一头雾水，不知道孩子的脾气从何而来，孩子脾气特别大、孩子特别闹，却不知道为什么。

中医认为，身体失衡的不同状态都会让人脾气大。比如阴虚就会生内热，体内会有虚火，人就会烦躁，就爱生气。另外，肝气不舒的时候也会莫名发火。

我发觉现在孩子阴虚的情况比较多。因为他们晚上睡觉爱盗汗，平常也脾气大、心烦、手脚心热、大便干燥等，这一系列症状都是阴虚的表现。还有，舌头红、舌苔薄、嘴唇鲜红，往往也是阴虚的症状。

为什么现在阴虚的孩子特别多？因为现在好多孩子喜欢吃肉，体内有火。那么如果父母不懂中医，就不明白为什么孩子脾气那么大、动不动在家里和外面发脾气、到处闹。

实际上孩子爱发脾气，有的是家长喂养、教养的问题，有的就是孩子自己身体失调了，这个时候，你怎么去好好管教他也不会起作用。所以懂中医的妈妈一看孩子舌头红、手脚心热、晚上睡觉盗汗等症状，就会判断孩子可能是阴虚了，就会想办法给他滋阴，这样孩子慢慢脾气就好了，火气就下来了。

这些道理和方法是妈妈完全可以自己学会的，因为小孩变化特别快，你要试图找一个医生天天跟着你是不可能的。有时候孩子多吃点儿什么东西，马上体质就改变，然后最近没怎么吃，他又会改变，受寒了他马上又阳气不足，等等。

总之，孩子的身体状态是不断变化的，所以妈妈知道了如何检测，就会知道孩子问题出在哪里，马上可以想到办法调理，否则，孩子的坏脾气就会越发展越厉害。

13. 为什么孩子脾气特别大：阴虚火旺

很多孩子脾气很大，这种脾气大，有的时候是教养出了问题，有的时候是身体出了问题。其中，比较典型的，就是阴虚火旺。

什么是阴虚火旺？所谓阴虚火旺，就是在阴虚的时候，因为津液不足，滋润的力量不够，则显得阳气过剩。此时并不是真的阳气有多余的情况，而是相对来说，阴少了，阳就显得多余。此时的火，是虚火，比如，阴虚的人会出现咽喉干燥、想喝凉水、眼睛干热、手脚心热等一系列热证。但是这些热都是虚热，是主滋润的津液不足造成的，此时的"火旺"是相对而言的，并没有真的火可以去除，而是需要滋补阴津。

阴虚火旺是中医的一个特殊概念，并不特指脾胃，还包括了其他脏器，比如说像肝阴不足、肾阴不足，都会导致这个问题，这是一个很常见的情况。孩子因为脾阴不足导致阴虚火旺，是比较特殊的情况。

"阴虚火旺"中的"火"是什么意思呢？中医认为，火有实火和虚火之分，实火就是有余，虚火就是不足。

具体来讲，实火是真正的火，它是体内有邪气，比如说天气热导致的外邪入侵，或者身体有瘀血、痰湿、积滞化热等，这种多余出来的热，是必须要清除的。

那么虚火是什么呢？虚火是不足。人体的阴阳本来是平衡的，但是现在阴不足了，就显得阳多了，就导致体内火旺了。阴虚是怎么引起的呢？是体内的阴不足，也就是津液不足，相当于缺少主静、主润的液体——它像汽车发动机需要的润滑油一样，润滑油少了，汽车就会发热，而人体的津液不足，身体运转就会生热，这就是虚火。

当你体内肺阴不足、脾阴不足、胃阴不足、肾阴不足、肝阴不足——任何一个部分阴津不足，都会导致这个脏器有虚火。但这个时候是不能清热的。

好多老百姓认为，有火就要清热。但如果这个时候阴虚，吃牛黄解毒丸去实火的话，会让这种状况越来越厉害，可能吃药时火消了点儿，但转眼火就发起来了。为什么？因为虚火不是这么治的，你体内其实没有多余的火。

这个时候需要的是滋阴，阴阳平衡就好了，绝对不是要把阳气给清掉，否则阴阳俱虚就不对了。所以这个时候不能一味地用苦寒的药来清热，而是要养阴，把阴津养足了，虚火就降下来了。

再以汽车发动机为例，如果没有润滑油就会干转发热，这个时候你加润滑油、加冷凝液，把温度降下来就好了，想把阴虚导致的火直接清掉是不可能的。实际上，每个脏器都可能阴虚火旺。

14. 脾气大和阴虚火旺是互为因果的

阴虚火旺和脾气大这两者间是什么关系呢？一般都是互为因果的：阴虚火旺会导致脾气大，比如说肝阴不足，人不舒服就脾气大；肾阴不足的人也容易发火、容易妄动，喜欢不停地动；脾阴不足的人也容易躁动，而且胃口特别好，总想吃东西。

脾阴不足和脾气暴躁是如何互为因果的呢？比如，家长给孩子的压力很大，会造成他肝火旺盛，引起肝阴不足，导致孩子脾气暴躁，进而引起他脾阴不足。

反过来，孩子脾阴不足也会引起肝阴不足、肾阴不足……慢慢都阴不足了，就导致阴虚了，阴虚又会进一步让脾气大的毛病加重。这就是脾气大和脾阴不足互为因果的原因。

实际上，人体每个脏器的阴虚都不是孤立存在的，这个器官的阴不够了，会向别的脏器"借"，长久下去，各个脏器就都阴虚了，一损俱损。

来找我咨询的孩子普遍脾气都特别大、暴躁，家长对其都没有什么办法。我曾经看到有的孩子当街就用小凳打爸爸妈妈。这其中有部分是父母的教养不当问题；另外一方面，是因为孩子的身体出问题了，他生理不舒服，才会这么暴躁。

家长一定要注意孩子乱发脾气这个问题。除了反省自身以外，还要注意调理好孩子的身体，否则就会影响孩子一生的性格。

现在发生在孩子身上的暴力事件特别多，什么原因呢？除了孩子的思想教育方面出了问题以外，我们一定还要考虑是不是孩子身体出了问题。

据国外研究，人脾气暴躁是身体里面缺乏某些微量元素所致，或者是铅中毒等原因；而中医认为，是人体内阴阳失衡了，才会导致人性格的改变。

曾经有个南方的朋友告诉我，说他的孩子脾气特别大，晚上不睡觉，一言不合就把东西都摔了。这个孩子现在已经二十几岁了，从小时候开始，脾气就不好，送到医院也诊断不出来什么病，所以怀疑是精神分裂。

当我看到这个孩子的时候，发现他的眼神有点儿发直，嘴唇鲜红。根据中医望诊的原理，我就判断他一定是脾阴不足（如果是其他部位，比如两颧发红，就说明是肺阴不足）。特别是他的嘴角、嘴唇干裂，而且嘴角都带血了，我就断定他是脾阴不足。

最后我推荐了滋脾阴的食疗方子。这个方子在《让孩子不发烧、不咳嗽、不积食》也有提到。这里我再重复一遍，具体食疗方如下：

配方：山药、莲子肉、薏苡仁、麦冬、沙参、生地。
　　　以 6 岁的小朋友为例，这个方子的分量是山药、莲子肉、薏苡仁各 9 克，麦冬、沙参、生地各 6 克，可加入冰糖 1 块。

做法：把这些药放入锅里，加入 4 杯水（孩子平时喝水杯即可，下同），用大火煎煮，开锅后用小火煎半个小时。大约剩下 2 杯左右的药汁，把药汁滤出，放入 1 块冰糖，放凉。这就制作完毕了。

叮嘱：1. 这道汤喝起来甜甜的，孩子很喜欢，可以像饮料一样随时服用。每天服用 1 次即可，连续服用 1～2 周。感冒后滋补脾阴的话，5 次就够了。
　　　2. 大人脾阴不足，口干舌燥、舌头红、眼睛干、手心热，喝这个饮料也挺好的。

慢慢地，这个孩子晚上能睡着觉了，性格也改善了。

15. 如何判断孩子脾气暴躁是否是由脾虚引起的

脾阴不足的诊断指征

（1）舌头很红，舌苔很薄，或者没舌苔；（2）嘴唇鲜红；（3）手脚心热、潮热；（4）睡觉盗汗；（5）眼干、口干、想喝凉东西；（6）大便干燥。

如果孩子有这些阴虚发热的表现，家长基本就可以判断，这个孩子很有可能是脾阴不足。

除了阴虚火旺会导致孩子脾气暴躁，有实火也会导致孩子的脾气大。比如说孩子吃太多了，积食化热了，这时候就会大便干燥、口舌生疮、肚子又胀又满，这种情况也会引起实火。

我见过很多身体失调的孩子，总的来说，我觉得孩子脾气暴躁的原因是阴虚火旺的居多，阴虚刚开始的反应比较平和，你看不出来孩子有什么病，但时间长了就会导致孩子脾气暴躁。而实火往往来势比较猛烈，实火导致脾气大的这种情况大人比较多。

现在我发现有这种症状的孩子越来越多了，这可能与现在孩子们喜欢吃肉有关，所以，未来的食品安全问题，将会是一个非常重要的课题。

16. 带孩子多跟大自然接触
能改变孩子的不良性格

我建议家长在孩子小的时候多带孩子去郊外玩，在郊外玩耍一次对孩子的正面影响很大。以我自己为例，我小的时候，大概是三四岁时，我妈说我脾气特别大，非常暴躁，闹起来能闹上一整天，打我也没有用。因为我父亲是知识分子，当时都下放到乡下去了，我母亲就自己带着我和妹妹，我特别淘气，但是我妈根本没有办法控制我。长大学了中医以后，才明白那时候我正处在肝气不足的状态。

在我的印象里，这个时期的记忆全部是黑白的，没有色彩，这就说明我那时候的心态不对，状态不好。这也是因为当时家里的气氛不好，影响到我了。

后来我是怎么改变的呢？因为我太淘气，母亲带不了我，就让我父亲把我带到农村，和他们一起干活。

大家可能会以为，在农村多苦啊，条件也没有城市里好。其实农村特别舒服，父亲把我带到农村是把我给救了，是大自然把我调整好的。因为在农村里到处都是绿色，有山有水，所以关于农村的记忆全部是彩色的。那时候天天跟着大人去农场，看他们怎么种粮食、怎么从水里捞鱼。我记得很清楚的是和父亲的朋友们一起坐在牛车上，他们一边和我开玩笑，一边吃着摘来的茄子，夕阳西下，那个场景我印象特别深。这就是大自然调整了我的心态。我只在农村待了半年时间，回家后我母亲说我的性格全变了，变得特别好。她说："怎么变化这么大？"我当时就回答："你再让我去农村还会变的，还会更好。"

实际上大自然对孩子身心的郁结有疏解的作用，你带他去农村住上半个月、1个月，孩子会感兴趣。现在有个节目叫《爸爸去哪儿》，就是展现爸爸们带孩子出去，在大自然环境里锻炼、陶冶的过程，对孩子来说特别好。

现在，当焦虑不安的家长带着有郁结症状的孩子来找我咨询时，我就告诉家长："你能不能抽出时间来，带孩子去度假村、农场住上1个月，让孩子每天就只是玩，没什么压力，也没有学业？之后你再看看孩子有什么变化。"

和大自然的亲密接触对孩子特别重要，对孩子的一生都会有影响的。我记得当时在农村住了半年，完全改变了我的性格，要不然我整天郁结，生长发育肯定会有问题。而未去农村之前，我晚上睡觉听着远处火车的鸣笛声都会流眼泪，心里总觉得很凄凉，不开心。因为当时的生活很贫穷，家里的状态不好，受这种状态的影响，我的脾气就变得很暴躁，心情也很郁结，但是在农场的半年时间就把我彻底改变了。

我建议，家长如果有条件，可以抽空带孩子去农村，在大自然里多住、多玩，慢慢地，孩子的身心就会改变。而且在这样的环境下，吃的食物都是对他脾胃特别有利的。

第3章

孩子不长个、胃口差、爱感冒，家长怎么办

家长一定要学会判断自己的孩子是否脾虚，是脾阴虚还是脾阳虚。这样才能运用对症的中医食疗、推拿方保卫自己的孩子，调理好他们的脾胃。另外，还要给他吃营养丰富的五谷杂粮，吃应季、应地的瓜果蔬菜。

1. 你的孩子鼻梁和嘴唇周围有淡淡的青色吗

前面讲了孩子脾虚的原因和危害，那么，很多家长可能就会问我，如何判断自己孩子脾虚的征兆，防患于未然呢？

其实，在中医望诊学里边有这么一个理论，就是脸上的不同部位，跟身体不同的脏器对应：鼻子尖和鼻翼对应的是脾胃；整个鼻梁对应的是肝；再往上的两眼角之间对应的是心；两个眉毛之间对应的是肺。

比如一个人压力很大，肝气不舒的话，鼻梁会是青色的，尤其是小孩。

鼻梁青色，说明孩子脾气大、情绪不佳、肝气不舒，或者还有可能是受过严重的惊吓。另外，这个青色会向下蔓延到嘴，因为脾胃对应的是嘴，脾开窍于口。肝木克脾土，情绪不好也跟脾胃功能有关。所以，脾虚的孩子往往在嘴唇周围有一圈淡淡的青色。

我前段时间见过一个孩子，他的父母说孩子不怎么发育，心里特别愁。我一看这个孩子，鼻梁和嘴周围是青的。然后我问家长："孩子是不是有时候情绪不好？他可能受过惊吓。"家长说，太对了。原来孩子被车撞过，虽然身体没有什么大碍，但当时孩子几天不说话。因为小孩的神经系统比较脆弱，突然受到惊吓就会引起神经的失常，继而影响到脾胃的功能，慢慢地，这孩子的生长就比别的孩子缓慢。

对于曾经受过惊吓的孩子怎么办呢？家长不要再给他任何压力。

除了请附近的中医开一些镇静安神的中药调理一下以外，还要带他出去玩，释放生发之气，让他恢复。然后一定要好好帮他补脾，否则孩子真的会出问题。

请记住，如果您的孩子鼻梁和嘴巴周围有发青印迹时，要么是家里给的压力特别大，要么就是他受过惊吓——这与肾有关系。因为中医认为"恐伤肾"，受惊吓伤肾，所以孩子的个儿长不高。但是孩子不能乱补肾，要调脾胃，要安神，恢复其生发之气，这样身体慢慢就可以恢复了。

中医认为，只要脾胃强壮，正气来源足了，孩子一定会克服这些困难，每天自己就会健康生长。

另外，要想给脾虚的孩子补脾，家长还要学会分辨孩子是脾阴虚还是脾阳虚。

2. 如何知道自己孩子是否脾阴虚

孩子脾阴虚症状

（1）嘴唇

因为嘴唇对应脾——"脾开窍于口，其华在唇"。家长们可以观察，和其他孩子站在一起，如果你的孩子嘴唇是鲜红鲜红的，一定是体内有热。

（2）舌头

怎么看？和别的孩子比，如果你的孩子舌苔很薄、舌头很红，一定是脾阴虚。

（3）眼袋

眼袋在中医里叫"肉轮"，对应的是脾胃。所以脾虚的人，下眼袋会大，脾阴虚就会使眼袋发红，甚至发紫，颜色变深。

　　简单来讲，脾阴虚可以根据孩子嘴唇颜色、舌头颜色和眼袋颜色来判断，家长学会看这几点，就能基本判断孩子是不是脾阴虚，因为脾的虚损一定会在这3个部位反映。（除此以外，还可参照我的上一本书《让孩子不发烧、不咳嗽、不积食》里介绍的方法来判断孩子是否脾阴虚。）

　　脾阴虚的孩子平时往往吃肉吃得多。有极个别脾阴虚的孩子不爱吃肉，是其他原因导致的，比如父母是脾阴虚。

有一次我去西北出差，有位家长就带着孩子找我咨询，我一看，孩子是"地图舌"，但这孩子平时不怎么吃肉，于是我又观察到他的母亲的舌头很红，有脾阴虚的症状。这是因为母亲在生孩子以前没有调整好自己的身体，在怀孕期间就把这种体质传给孩子了。

所以这种孩子要用方剂——比如六味地黄丸等来调整了，食疗的方法对他来说效果不大。而六味地黄丸这个方子，也是宋代的中医儿科创始人钱乙，为阴虚的孩子开的方子，只是后世应用得多了，大家一般都忘了这个方子最初是儿科用药。

当然，如果孩子的脾阴虚是吃肉引起的，那么，我在上一本书里推荐的食疗方是非常有效的，具体食疗方如下：

配方： 山药、莲子肉、薏苡仁、麦冬、沙参、生地。以 6 岁的小朋友为例，这个方子的分量是山药、莲子肉、薏苡仁各 9 克，麦冬、沙参、生地各 6 克，可加入冰糖 1 块。

做法： 把这些药放入锅里，加入 4 杯水，用大火煎煮，开锅后用小火煎半个小时。大约剩下 2 杯左右的药汁，把药汁滤出，加入 1 块冰糖，放凉即可。这就制作完毕了。

叮嘱： 1. 这道汤喝起来甜甜的，孩子很喜欢，可以像饮料一样随时服用。每天服用 1 次即可，连续服用 1 ～ 2 周。感冒后滋补脾阴的话，5 次就够了。
2. 大人脾阴不足，口干舌燥、舌头红、眼睛干、手心热，喝这个也可以。

3. 如何知道自己孩子是否脾阳虚

孩子脾阳虚症状

（1）下眼袋大，但是不发红，颜色是淡的。

（2）嘴唇不是鲜红的，颜色是正常或者发白。

（3）舌头淡白，舌苔上往往布满齿痕（牙印）。

（4）怕冷，白天一动就出汗，气喘，四肢无力，少气懒言，精神萎靡。

（5）大便溏泻，不成形。

（6）吃完饭就肚子胀，同时身体很容易浮肿。

（7）常常有鼻炎、打喷嚏等情况，非常容易受寒感冒。

什么是脾阳虚？脾阳虚的孩子往往是抗生素用得太多了，或者是苦寒的药吃多了，再一个原因就是受了寒，阳气不足，比如经常吃冷饮、吹空调等，导致孩子的脾胃受伤了。

这种孩子阳气不足，就会有"冷"的症状，因为他往往是正气不足。

判断孩子是否脾阳虚，我一般看舌头。如果舌头的颜色是淡白，不是红的，颜色比较浅，尤其是舌边上舌质部分比较白的话，就要怀疑孩子是脾阳不足。

另外，调理脾阳虚孩子的食疗方可参照我的上一本书《让孩子不发烧、不咳嗽、不积食》里介绍过的内容。具体食疗方如下：

配方：太子参、白术、炒白扁豆、芡实各 3 克，茯苓、山药、莲子肉、薏苡仁各 9 克。

做法：1.把这些材料按照比例多买几份，研磨为细粉，搅匀后加入大米粉、糯米粉适量，蒸糕即可。

2.如果觉得太复杂，将原配料加水，煮开锅，再小火煮 40 分钟以上，然后稍微放入一点儿白糖。每天 2 次，每次 1 小杯。这个分量适合 6 岁以上的孩子，按这个比例，吃 1 周即可。

叮嘱：具体服用的时候，可以找附近的中医帮忙参考一下。因为这道方子只是一个补脾的思路，而中医补脾的方法还有很多，当地的中医可以据此加减分量，开出最适合您孩子的方子来。

4. 脾阴虚和脾阳虚的区别

　　说到脾阴虚和脾阳虚，很多家长可能还是不能完全理解。这里，我再讲一下它们的区别，其实，脾阴虚和脾阳虚是完全相反的。

　　它们正好是两个极端，脾阴虚是阴虚有热，脾阳虚是阳虚怕冷。阴虚的孩子一感冒就容易发热；阳虚的孩子怕冷，容易受寒，然后打喷嚏、流清鼻涕。这两种情况下的孩子调整的方法也是不一样的。

给脾阳虚孩子的特效穴位按摩法

　　脾阳虚的孩子要按摩阳经的穴位，比如说大椎穴、风池穴等，提升阳气。

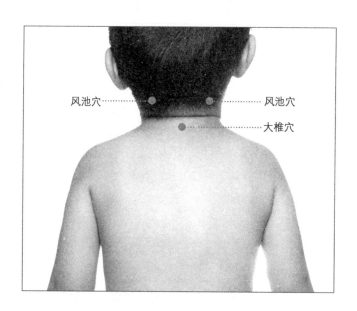

风池穴　　　　　　　风池穴

大椎穴

按摩手法就是用手摩擦，用手掌迅速在相关穴位上，沿着经络来回摩擦。有的家长说用干毛巾擦也很有效。

其实大椎穴不管怎么按都会提升阳气，因为它在阳经上。时间上一般几分钟就行了。注意不要每天都做，而是在孩子受寒以后才做，平时不要没事也去激发孩子的阳气。

而脾阴虚的孩子平时补脾胃就可以。做一做摩腹，对其脾胃也很有帮助。

给脾阳虚孩子的中成药

除了我前面推荐的方子，还可以用补中益气丸来调理孩子的脾阳不足，一般吃 3 ~ 5 天就行了。具体的用量，可以按照说明书或者请附近的中医来帮助调整。一般来说，5 岁以下的孩子，吃四分之一的量，5 ~ 10 岁的，吃三分之一的量，10 岁以上的，可以吃二分之一的量。

5. 日常强壮孩子脾胃的特效推拿处方

特效推拿处方

配方： 推脾经、摩腹、捏脊、揉足三里。

做法： 详见下文内容。

叮嘱：

（1）在孩子身体没有疾病症状时也可以给他做。

（2）以上四个动作并不一定每次都要做全，可以根据孩子当时的具体情况来选取。比如孩子是仰卧着的，家长就可以给他推脾经、摩腹、揉足三里，如果孩子比较不耐烦，家长也可以选择其中一两种给他揉一揉。

（3）作为保健，也不建议家长天天都给孩子做，1周给孩子做上两三回就可以了。

（4）家长在给孩子推拿前，一定要先搓搓手掌，让自己的手心微微发热，千万不能用冰凉的手去按揉孩子的穴位。

（5）按摩腹部的动作一定要在吃饭前，或吃饭1小时后进行。

这个推拿方由当归中医学堂的高其武大夫提供，具体方法如下：

（1）推脾经

定位： 拇指桡侧的赤白肉际处。

手法： 推脾经有补法和泄法两种，循拇指桡侧边缘，沿指尖向关节处推为"补"。在治疗具体疾病的推拿手法中，泄法，力度要重一些，速度要快一些；补法，力度要轻一些，速度适中。力度越轻越好，因为孩子的皮肤比较娇嫩，太重的话孩子会疼、会难受，不让推。家长可以先在自己身上试做一下，有轻抚感即可。

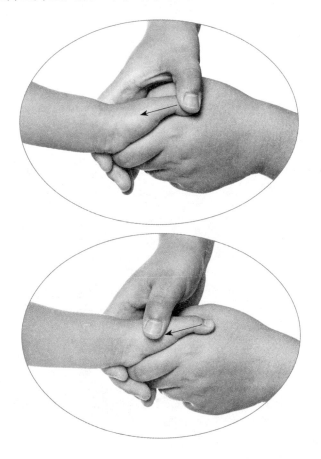

时间： 日常保健一般做是 3～5 分钟，具体还要看孩子的年龄。几个月大的孩子，做 2～3 分钟就可以了，两三岁的孩子做 5 分钟，3 岁以上的孩子可以做 10 分钟。

其实还有一个补脾经的方法，就是按住孩子拇指的指肚，顺时针揉。这个与上面的方法是同等效果的，按摩力度要根据孩子的身体反应来判断，也是越轻越好。

功效： 健脾胃、补气血。

（2）摩腹

定位： 整个腹部。

手法： 以腹部为圆心，先逆时针按摩，再顺时针按摩。力度也是轻抚即可。

次数： 逆时针按摩圈数与顺时针按摩圈数一定要相同。比如，逆时针按摩 49 圈，那么顺时针再转回来 49 圈。圈数并没有特定意义，36 圈、81 圈、108 圈都行，重要的是逆时针、顺时针按摩的圈数一定要相同。

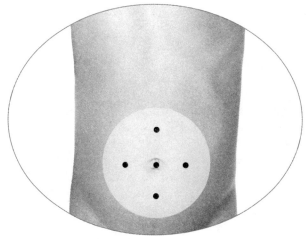

功效： 健脾益气、消食和胃。

（3）捏脊

定位： 背部正中。

手法： 从长强捏到大椎，以把皮肉捏起来一小条为宜。一般等孩子 2 个月大以后，可以趴着、可以抬头了，就可以给他捏脊，通常都是从孩子 3 个月大的时候开始捏脊。

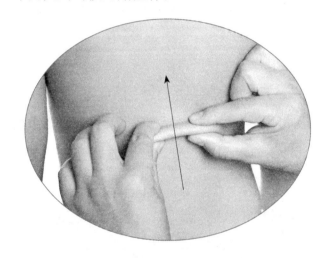

次数： 作为保健的话，做五六次就可以了。但是有的孩子特别喜欢捏脊，捏完 5 次了，他会说："妈妈再给我捏一会儿。"所以一般不限制次数，以孩子舒适为宜。

功效： 疏通经络、调和气血、振奋阳气。

叮嘱： 因为每个孩子的体质都不一样。有的孩子火旺，要是睡前给他捏脊的话，他会兴奋得睡不着。如果这次孩子晚上捏脊后睡不着觉的话，下次我们就从大椎捏到长强，也就是从上往下捏。因为捏脊是可以振奋阳气的，心肝火旺的孩子本来就比较兴奋，难入睡，你要给他注一下阳气，他就更不睡了。反过来捏脊，相当于安抚他一下，让他的阳气收回来，反倒是对他的火旺做一个调整。

每一个孩子都是复杂的个体，虽然相对成人来讲比较简单，但也有可能在脾虚的同时，有肝火旺、心火旺等情况，所以还是建议家长在给孩子调理之前，先去找一个中医看一下，综合判断一下自己孩子的体质，到底有哪些方面需要去调理，该怎么样去调理，然后自己再在家里做一些有针对性的工作。不要听说这个好、那个好，就都给自己的孩子试一试。

（4）揉足三里

定位：外膝眼下 3 寸、胫骨外侧约一横指处。

手法：用拇指指端按揉。按揉足三里的力度可以稍微重一点儿，腿上的穴位，尤其是孩子下肢的穴位，灵敏程度要差一点儿。轻重以孩子不疼，但是能感觉到在点按为准。

时间：3 ～ 5 分钟即可。

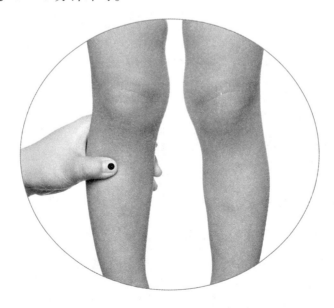

6. 脾虚的孩子长不高、瘦弱怎么办

发育慢，也叫发育迟，和肾气不足有关。**但是，对于儿童，补肾不是随便补的，要特别慎重，要在医生的指导下进行才行。**因为稍有不当，就很容易导致性早熟。

我主张在家里用调脾胃的方法解决孩子发育迟的问题。因为肾为先天之本，脾为后天之本、气血生化之源，我们通过调后天也可以达到补益先天的目的。肾气从哪里来？也是食物的营养物质结合先天之气成为肾精，而我们后天调脾胃，也能起到这个作用。所以家长把孩子的脾胃调整好，就会让他的生长发育恢复正常。

年龄小的孩子如何调脾胃？对于 7 岁以下的孩子，我主张尽量少吃药，推荐用推拿的方法，比如捏脊。通过捏脊的方法就可以促进孩子脾胃功能的强壮，坚持一段时间，孩子不长个的情况就会有所改善，孩子生长发育就会很快恢复正常。

对于大一点儿的孩子，7 岁以上的孩子，可能正常的捏脊方式就不起作用了，或者是作用很小。我建议这个时候要让孩子多运动、多锻炼，比如游泳、跑步……

为什么运动会有调理脾胃的作用呢？因为人在运动中会获得快乐，而孩子之所以不快乐，是因为有很多事情把他的天性抑制住了，给他很大的压力。我建议一定不要孩子自己孤独地玩，比如一个人去跑步、练哑铃之类的，而要大家一起运动，感受互动的乐趣，比如让孩子打篮球、乒乓球、羽毛球等，让孩子多运动，多与人沟通，靠运动来冲破积攒的抑郁，这样，他的脾胃功能会变得强大。

家长要注意的是，不同年龄的孩子，调理的方法是不同的，小的娃子可以按摩、推拿，大的孩子可以通过运动来调理。

7. 为什么捏脊对孩子的生长发育特别好

对于脾虚造成的孩子没胃口、不长个，除了食疗，家长一定还要学会用中医外用的方法去调理孩子。中医外用的方法有很多，下面我就详细谈谈捏脊法。

很多读者都在微博上向我反馈，他们在家里坚持给孩子捏脊，效果特别好，于是，有家长问我："有一种观点，说给小孩按摩推拿什么的，就好像一直轰油门，总用一个外力干预他。那么长时间给孩子捏脊的话安全吗？"

实际上，在孩子的生长发育过程中，因为学习压力大、久坐、活动时间少、吃的食物不安全等因素，孩子的背部肌肉往往会越来越紧，这是不正常的。**如果家长常给孩子捏脊，帮助孩子放松背部肌肉，就能对孩子的脾胃起到非常好的作用，让他们长期保持健康状态。**

为什么捏脊对孩子的生长发育有如此大的影响？这是由脊柱对人健康的重要性决定的。实际上，脊柱在人体里起支撑作用，是支撑人体最主要的"线"。打一个比方，我们的内脏就好像都挂在脊柱上一样。我们的神经会从脊柱里面分支长出来，进入内脏——实际上我们内脏的好多功能都受神经的影响。不过中医不说神经，说的是经络，实际这些经络都是相通的。

当我们内脏出问题的时候，你刺激脊柱的经络，就会帮助到内脏。我们在按揉脊柱的时候，实际上也是在调理内脏。

孩子长得瘦弱，其实是因为他长期处于压抑状态，身体里有了郁结，导致经络不通，而捏脊实际上是在疏通、刺激经络，在增强孩子的自愈功能。

不要小看捏脊，它能很快疏通孩子身体里面的重要经络，让气血通畅、脏器功能恢复。

另外，人如果某个部位有问题，那么在捏脊的时候，一有刺激，比如捏起来感觉疼，气血马上加速运行，就会让内脏气血也恢复运行，这样就会给全身一个调整的机会。我们为什么说捏脊好？就是因为捏脊可以刺激你生长，促使你恢复。

现在我们成人很多的疾病，其实也与脊柱的紊乱相关。比如说有些肠道、脾胃的疾病，甚至是心脏的问题，实际上是由脊柱的紊乱引起的。比如上班族中午会枕着沙发的扶手，或趴在桌子上扭曲着睡觉，这就会导致脊柱的紊乱，紊乱以后使得经络气血不通，结果导致内脏功能紊乱。还有，睡觉姿势不正、坐姿不正，都会导致内脏功能的紊乱，而把脊柱矫正以后，疾病就消失了。这是正脊学的一个理论基础。

实际上给小孩捏脊也是一种轻微的正脊，但它不是正骨头，而是刺激周围的皮肤，让孩子的气血开始通畅，正常运行。捏脊让孩子的气血畅通、脾胃变好以后，吸收的营养充分了，他就恢复正常的生长发育了。这也就是捏脊会让孩子慢慢变结实、变壮的原因。

给孩子捏脊实际上是在提升他的阳气。因为主管阳气的督脉、膀胱经等都在后背这一带，因为阳气主生发，孩子是靠阳气生发的，如果阳气提升得好，这个孩子的气血通畅，生发能力就强，就容易长；如果阳气不足，孩子身上阴寒的东西多，就不容易生长。

延伸阅读：捏脊和捏积有什么区别？

大家在读中医书的时候，经常可以看到捏脊和捏积两字，这两个说法有什么区别呢？两者是一回事儿吗？

其实，还是有点儿区别的。

什么是捏脊

严格地说，捏脊的范围比较广，也包括对大人脊背的推捏手法，有疏通经络的作用。一般是用手指向前提捏皮肤并捻动，但是不提起来。在对 7 岁以下的孩子进行调理时，方向是从下向上。有的学者提出，对于 7 岁以上的孩子，甚至成人，在捏脊时，要从上向下捏，我觉得，这种说法是可以参考的。

什么是捏积

捏积是在孩子有明确积食的情况下所使用的手法。一般是用双手的手指向前提皮肤并捻 3 下，然后提起 1 下，要提得孩子的腹部稍微离开床面才好。这种手法稍微重一点儿，对消除积食，调理脾胃特别好，是现在大家通用的方法。

综上所述，捏脊和捏积两者还是稍微有点儿差别的，而我们通常给孩子做的捏脊，实际是用的捏积的手法。

8.脾虚的孩子吃什么补脾好

什么食物补脾益气、开胃消食

脾虚的孩子要吃补脾益气、开胃消食的食品，如粳米、籼米、锅巴、薏米（薏苡仁）、西米、南瓜、熟藕、山药、莲子肉、扁豆、栗子、红薯（番薯/地瓜）、红枣、马铃薯、香菇、银耳、胡萝卜、牛肉、牛肚、鲈鱼、葡萄，等等。大家可以多关注范志红老师的书或者博客，她从营养学的角度介绍了适合各种人群吃的食物，也非常可信。

在各种补脾益气、开胃消食的食物中，我最推荐的是粳米。家长可以经常给孩子熬粳米粥喝。粳米是大米的一种，米粒是椭圆形或圆形的，不像籼米那么长，也不像糯米那么黏。中医认为粳米能益脾胃，除烦渴。《本草经疏》里讲粳米"虽专主脾胃，而五脏生气，血脉精髓，因之以充溢，周身筋骨肌肉皮肤，因之而强健"。所以粳米特别适合用来调理脾胃。

家长每天早晨给孩子喝一碗现熬的粳米粥，对孩子的身体发育能起到很好的作用。特别是粥熬好后上面漂浮的那层米油，对身体有很好的补益效果，因此，很多时候，家里有人生病了，特别是孩子或老人生病了，不爱吃东西，我们就给他们喝米油，能让他们尽快好起来。

现代，各种烹制方法都有了，为了食物味道好，人们几乎什么办法都想了，加工食品时，各种猛料都填进去了。我经常看到，某某秘制的食物是祖传的方子，用了几十味中药炮制，我一看就觉得这个东西不能吃，我开方子都力图药味少呢，敢情这儿是不怕多，越多越好啊！

这种"秘制食物"里面，以香燥性热的调料居多，这些东西吃进去，一定会影响我们的健康。

给孩子调理脾胃，一定要给他吃营养丰富的五谷杂粮，吃应季、应地的瓜果蔬菜。

什么是应季

应季就是顺应一年四季的节气，按照果蔬自然成熟的时间来吃。现在，无论我们想吃什么，在市场上都买得到，冬天想吃西瓜也有，夏天想吃橘子也有，这就违背了自然规律。这样的果蔬，很多都是催熟的，要么就是用特殊的方法保存的，里面就会有一些致病的东西。家长一定要让孩子吃应季的果蔬，不要贪嘴，否则会对孩子的身体造成很大的损害。

严格地说，这也是城市化带来的一个问题，以前在农村，能够吃的就是那么多的东西，就是地里面产的东西，西红柿成熟了，就吃西红柿，黄瓜成熟了，就吃黄瓜。我还记得小时候在东北乡下姥姥家，秋天树上的梨子熟透了，掉了下来，姥姥捡起来，用衣襟擦擦，就递给我吃了。这是秋天，如果您春天想吃梨，对不起，吃不到。

什么季节吃什么食物的习惯从有人类开始就有了，并且已经有了几千，甚至上万年的历史了。这是一种适应，我们的身体和自然已经基本达成一致了。

这种情况，在塑料大棚出现以后发生了改变，而在可以刺激植物生长的药剂出现以后，改变就更大了。这是种进步，但是其背后意味着什么，我们还不是十分清楚。

什么是应地

在北方生活的人要多吃北方栽种的食物、在南方生活的人要多吃南方栽种的食物，这就是应地。我们都知道，南方的很多果蔬在北方都不能生长，反之亦然，这就是地理、气候环境等不同造成的。大自然是很神奇的，它给在不同环境生存的人带来的是最适合其身体的食物。如果你一定要常常吃一些与你所处的环境不相适应的食物。一定会对身体造成伤害。

现在生活水平提高了，各种食品在城市汇集，冰岛的三文鱼、澳洲的龙虾我们都能吃到，全球的食物基本可以"一网打尽"。

我常常说，现在我们老百姓吃的食物的丰富程度和过去的皇帝差不多。

口腹之欲大大满足了，但各种各样的身体不适也出来了，这到底是一种进步还是一种倒退呢？

9. 孩子胃口差、不爱吃饭的特效食疗处方

配方： 焦三仙（焦山楂、焦麦芽、焦神曲，正规药店都能买到）、炒鸡内金各 6 克（这是 3 岁以上的用量，3 岁以下每味药各用 3 克）。

做法： 放入 2 杯水，开锅后小火煮 20 分钟即可。每天饭后喝，一般每天喝 3 次，每次煮够孩子 1 天喝的就行了。

叮嘱： 第一次服用后，余下的可以放冰箱里，下次喝的时候要再煮开一下。这个方子可以再配合一点儿山药、薏苡仁之类的补脾胃食物使用。

曾经有个妈妈找到我，说："孩子就是不怎么吃饭，什么东西都不喜欢吃，胃口很差，瘦得一塌糊涂，怎么办呢？"我看了一下孩子的舌头，发现他舌头中间部分的舌苔很厚。

在中医诊断学里，舌头中间对应的是脾胃，如果这里的舌苔厚，就说明这个孩子有积食，而且比较严重。针对这种情况，我认为要赶紧给孩子化积食。化积食的同时稍微加一点儿补脾的东西，两者配合，因为我们不能光化积食，化完之后不做其他的补救。

不久后，这个妈妈在微信告诉我："孩子现在胃口明显变好了，而且开始长胖了，以前没事就感冒，现在感冒也少了。"

为什么呢？因为孩子的正气足了。

治疗积食，其实中医的方法很简单，就是用焦三仙（焦三仙是焦山楂、焦麦芽、焦神曲这三味药，正规药店都能买到）、炒鸡内金各 6 克煮水给孩子喝。这个方子是 3 岁以上的小朋友都可以用的，实际上七八岁的孩子可以每味药用到 9 克，但为了平稳一点儿，就用 6 克；3 岁以下的孩子各用 3 克就行。煮药时，可以放入 2 杯水，开锅后小火煮 20 分钟，每次煮够孩子 1 天喝的就行了，每天可以饭后喝，一般每天喝 3 次。

记住，煮药的器具要用砂锅，不要用金属的。还有，第一次服用后，余下的可以放冰箱里，下次喝的时候要再煮开一下。可以同时再配一点儿其他的补脾胃食物，比如山药、薏苡仁之类的。如果我们确定积食已经导致孩子的脾胃虚弱了，可以在焦三仙和炒鸡内金的基础上，加上怀山药 6 克、薏苡仁 6 克，用来滋补脾胃。

这是非常好的调脾胃办法，这样就能强壮孩子的脾胃。

孩子胃口差，用这个方法调整以后很快就会好了。但是，如果父母喂养的方式不对，孩子饮食习惯不对，父母和孩子的坏情绪不调整，孩子脾胃不好的问题依然会存在，胃口差的症状还是会反复。

10. 让孩子不再挑食、厌食的特效推拿处方

特效推拿处方

配方：推脾经、揉天枢、逆运内八卦、掐四缝。

叮嘱：

（1）以上四个动作一定要做全，而且顺序不可以打乱。

（2）家长在给孩子推拿前，一定要先搓搓手掌，让自己的手心微微发热，千万不能用冰凉的手去按揉孩子的穴位。

（3）按摩腹部的动作一定要在吃饭前，或吃饭1小时后进行。

（4）这套推拿方法与日常保健不同，只有在孩子食欲不振的时候才可以做，等孩子胃口变好了，就可以不用再做了。比如，家长可以给孩子连续做上1周，如果孩子食欲开了就暂停1周，之后再做1周巩固就可以了。目的是给他开胃，开胃了以后就可以了，如果做了1周，还是没什么效果，就得找医生了。

这个推拿方由当归中医学堂的高其武大夫和龙帅江大夫提供。当孩子特别不爱吃饭时，就可以使用这套方法。

（1）推脾经

定位：拇指桡侧的赤白肉际处。

手法：推脾经有补法和泄法两种。循拇指桡侧边缘，沿指尖向关节处推为"补"。在治疗具体疾病的推拿手法中，泄法，力度要重一些，速度要快一些；补法，力度要轻一些，速度适中。力度越轻越好，因为孩子的皮肤比较娇嫩，太重的话孩子会疼、会难受，不让推。家长可以先在自己身上试做一下，有轻抚感即可。

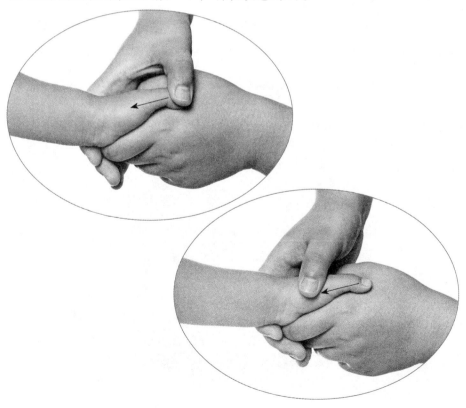

时间：和日常保健一样，一般做 3 ~ 5 分钟，具体还要看孩子的年龄。几个月大的孩子，做 2 ~ 3 分钟就可以了，两三岁的孩子做 5 分钟，3 岁以上的孩子可以做 10 分钟。

其实还有一个健脾的方法，就是揉住孩子拇指的指肚，顺时针揉。这个与上面的方法是同等效果的，按摩力度要根据孩子的身体反应来判断，也是越轻越好。

功效：健脾胃、补气血。

（2）揉天枢

定位：肚脐左右各 2 寸处。

手法：用两个拇指分别按揉肚脐两侧的天枢穴。力度比摩腹要重一些，因为摩腹是在腹部的面上按摩，所以力度不应太重，但揉天枢穴接触的是一个点，所以力度要比较重，以孩子不疼为准。

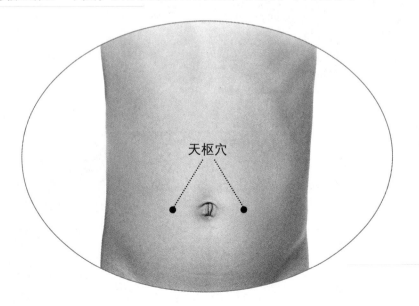

天枢穴

时间：以孩子体质中等强弱为例，3 岁的孩子揉 10 分钟，3 ～ 7 岁的孩子揉 15 分钟，7 岁以上的孩子揉 20 分钟，大约这样一个时间就可以了。

功效：舒调大肠、理气消滞。

（3）逆运内八卦

定位：以掌心到中指根距离的三分之二处为半径所画圆形的范围内。

手法：以逆时针方向在内八卦范围按揉。因为是泄法，所以力度和速度同治疗积食的一样，要重、要快。注意，逆运八卦时要用另一只手压住中指下方的部分（离卦），以免扰动心神。

时间：以孩子体质中等强弱为例，3 岁的孩子做 5 分钟，3 ～ 7 岁的孩子做 10 分钟，7 岁以上的孩子做 15 分钟。

功效：降气平喘、消食化痰。

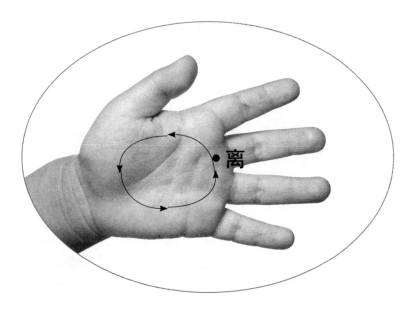

（4）掐四缝（本手法由著名中医龙帅江大夫提供）

定位：第2、3、4、5掌面，从指尖数第2节横纹中央点。

手法：掐四缝的步骤比较多，先将每个手指都往中间挤，男孩子挤9下，女孩子挤6下；然后再掐手指的四缝处，横着掐1下，竖着掐1下，再横着掐1下；每次掐的时候都要不快不慢地数3个数，然后换下个手指，重复一遍上述动作。

掐的时候，孩子会稍微有一点点痛感，这时候要看家长怎么与孩子配合了。一般我们采取和孩子做游戏的方法，让孩子喜欢数数这个过程。有的孩子甚至会和你一起数，他觉得很好玩，就不会觉得疼了。

功效：消食导滞、祛痰化积。

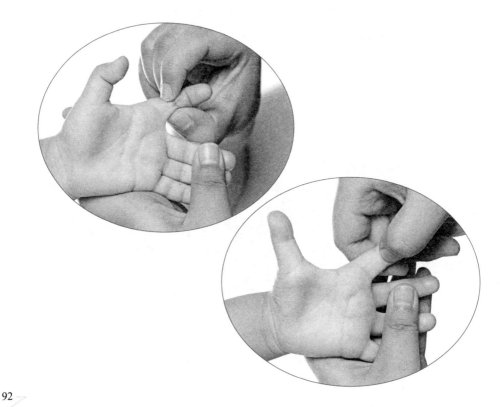

11. 爱吃肉的孩子易积食、易发热

现在，很多孩子脾胃虚弱，究其原因，与吃肉过多有关。为什么呢？因为肉是美味，孩子都喜欢吃，而家长无法控制孩子对肉的喜爱，结果孩子越来越失控，最终只喜欢吃肉，少给他吃肉就不行，甚至有的孩子只吃肉，一口青菜都不吃。

那么，吃多了肉会怎么样呢？

大家可能有过这样的体会，有的孩子，只要一有点儿外感，火马上就出来了，可能其他症状还不明显呢，咽喉就已经肿痛了，扁桃体就已经肿大了。那么，为什么会这样呢？根据我们的观察，一般这样的孩子，往往都非常喜欢吃肉。

爱吃肉的孩子特别容易由外感引起上焦的热证。

而且，因为这样的孩子脾胃功能往往相对比较弱，所以热证更容易一下子变得很严重，引起肺部感染，等等。

我见过很多这样的孩子，因此，后来只要家长说"孩子一感冒扁桃体就发炎"，我就可以初步断定这个孩子平时爱吃肉。

那么，为什么会这样呢？原来，中医认为，心属火，心火应该随着肺气往下走。如果火下不去会怎么样？会导致上焦（上焦为心、肺，中焦为脾、胃、肝、胆，下焦为肾、膀胱）有火热之症。

除了孩子的咽喉肿痛，有些情况下，孩子的发烧也会与中焦脾胃的阻滞有关。

曾经有一个电视节目报道，一个孩子高烧得很厉害，打激素都退不了烧，最后找了中医诊疗。这个中医很有经验，他立刻发现孩子的高烧是积食导致的，就采用消食导滞的方法治，结果奇迹发生了，这个孩子第二天就退烧了。

这样的病例非常典型。消食导滞会让孩子的脾胃功能恢复正常，胃气往下走，火气也往下走，就不会让火一直堵在上焦，以至于有持续发烧、扁桃体发炎等问题。

所以，家长平时一定要让孩子有节制地吃肉，千万不要盲目地听孩子的话，一定要引导孩子。

延伸阅读：孩子零食吃多后也会导致积食

除了正常吃饭之外，有的孩子还会吃很多其他乱七八糟的东西，比如说薯片、饼干、蛋糕等各式非天然的、含有防腐剂的东西。这些东西吃多了以后，会对孩子的脾胃造成损害。但是往往孩子吃这些零食导致积食了，家长也不清楚，不知道孩子是不是吃多了，是不是脾胃不和了。这个时候就要多关注孩子的舌苔，因为孩子一旦吃零食过多、过杂，他的舌苔就会立竿见影地反映出一些征兆，非常直观。比如，只要看见孩子的舌苔变厚，尤其舌头中间的舌苔部分变厚，别管是白苔还是黄苔，就很可能是积食了。

12. 如何判断孩子是否积食了

积食的症状

（1）口气臭秽；（2）大便比较臭；（3）大便的频次、质量改变；（4）舌苔会变厚；（5）嘴唇近几天突然变得很红；（6）脸容易出现发红的情况；（7）食欲紊乱；（8）晚上睡觉不踏实；（9）感冒后容易咽喉肿痛；（10）饭后肚子胀痛、腹泻。

叮嘱：

这些情况并不一定同时出现，但每一条都可能对您识别孩子是否积食有所帮助。

积食的症状有很多，家长可以仔细观察，好好判断。

下面，是一些判断孩子是否积食的方法，大家可以参照一下。

（1）口气臭秽。

如果感觉孩子口中味道最近变得非常臭，则比较有可能是积食。若孩子还有呕吐的情况，吐出的都是酸臭的未消化食物，这种情况，要考虑积食的可能。

（2）大便比较臭。

中医说"粪便臭如败卵"，也就是说，大便有腐败的臭鸡蛋的味道，这种情况也要考虑积食的可能。

（3）大便的frequency、质量改变。

有积食的孩子，大便的频次会改变，次数会更多，但是每次黏腻不爽，味道很臭，甚至会腹泻。而大便的臭味，在开始几天会比较严重，然后大便会慢慢变得清稀，味道变成淡淡的腥臭。这种孩子还会肚子胀满，不断咕咕作响，如同有气在窜，同时会不断排气放屁，味道也会比较大。

（4）舌苔会变厚。

这种情况是非常典型的，如果在舌体的中间部分，有硬币大的一块厚舌苔，或者整个舌头的舌苔变厚变腻，则要高度怀疑是否积食了。

很多家长会问：该怎么观察舌苔呢？其实，我主张在动态的过程中观察舌苔。比如您经常看孩子的舌苔，对孩子平时的状态就有一个了解，可是最近几天发现孩子的舌苔突然比平时厚了，这种变化就非常有诊断意义了，而且这种变化医生是很难看到的，家长更有观察的优势。

（5）嘴唇这几天突然变得很红。

有的孩子积食，食物积滞化热，家长会发现孩子的嘴唇这几天突然变得很红，像涂了口红，此时要怀疑孩子是否积食化热了。而这也是一个动态的过程，唇色的变化最有意义，这种变化也只有家长才能观察到。

（6）脸容易出现发红的情况。

孩子积食后脸容易出现发红的情况，这种红，往往是比较凝聚的一块，往往会出现在右侧的颧骨部位，有的家长会觉得是孩子自己挠的，其实这往往是积食导致的问题。

中医认为人的脸对应身体整体，左侧主升，右侧主降，如果肺胃不降，则右侧容易出现问题。其实孩子为什么会挠这里？也很可能是感觉这里不舒服，但是即使不挠，这里也会出现颜色上的差异。

（7）食欲紊乱。

孩子刚开始积食，往往吃不下食物，胃口不佳。但是如果积食时间长了，胃中有热，则可能会总觉得肚子饿，但是吃完了肚子又胀，很快又会泻出去。

（8）晚上睡觉不踏实。

积食的孩子，晚上睡觉爱翻来滚去，身体扭来扭去，比较小的孩子，在睡觉的时候还会哭闹，这就是中医所讲的"胃不和则卧不安"。

（9）感冒后容易咽喉肿痛。

吃肉多导致积食的孩子，只要感冒，立刻会引起咽喉部的感染以及各种扁桃体肿痛。这是中焦阻滞，肺胃不降，郁热在上焦的缘故。

（10）饭后肚子胀痛、腹泻。

积食的孩子，饭后会肚子胀满、不消化，然后会喊肚子痛，而这种腹痛在泻后会轻松些，然后过一会儿，再痛，再泻，如此反复。

这些情况并不一定同时出现，但家长朋友需要对每条都有所认识，每一条都可能对您识别积食有所帮助。

13. 孩子积食后的特效食疗处方

出现积食的症状的时候，我建议给孩子喝点儿焦三仙配炒鸡内金熬的水。

有的时候我发现孩子没有任何其他的症状，只是舌苔变厚了、嘴里有味道，我也会让他喝一两次焦三仙配炒鸡内金，因为有可能他的病马上就来了，要提前化解掉。

我觉得焦三仙和炒鸡内金，是所有家庭里面应该必备的药材。

具体配方：焦三仙，即焦麦芽、焦山楂、焦神曲各 6 克，炒鸡内金 6 克。

鸡内金是鸡胃里面那个黄色的膜，一定要用炒的鸡内金。你在药店里买焦三仙和炒鸡内金各 6 克，包成 1 包，家里一定要放上几包，放在玻璃瓶子里面密封好。但凡孩子积食了，立刻放 1 包煮水，开锅后小火再煮 20 分钟就可以了，喝一两天就可以消掉积食。这是所有有孩子的家庭必备的。

有的时候，你把炒鸡内金磨碎了，给孩子冲水喝、煮水喝也行。还有，家里面的锅巴也可以消积食，把锅巴炒黑了以后研成末，冲水给孩子喝。但是一般我主张用焦三仙和炒鸡内金煮水喝，这四味药比较平和全面，基本上就能解决孩子的积食。

现在孩子感冒、发烧，实际上其中相当比例是积食引起的。有经验的老中医，在治疗孩子脾胃疾病的时候，只要看到孩子肚子有点儿胀、胃口不好、嘴里有味了、舌苔有点儿厚、大便的味道有改变，就要用焦三仙配炒鸡内金，这是中医的经验。所以焦三仙配炒鸡内金是家庭必备的，每个家里备3包足够了，就能及时地把孩子的积食消掉。

　　这个方子对于肉吃多了的孩子也有效。

14. 孩子积食后的特效推拿处方

特效推拿处方

配方： 揉板门、逆运内八卦、推脾经、揉天枢。

做法： 详见下文内容。

叮嘱：

（1）以上四个动作一定要做全，而且顺序不可以打乱。

（2）家长在给孩子推拿前，一定要先搓搓手掌，让自己的手心微微发热，千万不能用冰凉的手去按揉孩子的穴位。

（3）按摩腹部的动作一定要在吃饭前，或吃饭1小时后进行。

（4）消积食要有一个过程，一般要连续做两三天，每天做2次，才会看到效果。

（5）这套推拿方法与日常保健不同，只有在孩子积食的时候才可以做，等孩子积食的症状都消失，最重要的是舌苔恢复正常了，就可以不用再做了。

这个推拿方由当归中医学堂的高其武大夫提供，当孩子有了积食的症状，不管是吃肉过多引起的，还是吃得过杂引起的，都可以使用这套方法。

（1）揉板门

定位：手掌拇指下大鱼际平面的中下三分之一处，以手按揉有筋状物。

手法：在治疗具体疾病的推拿手法中，泄法，力度要重一些，速度要快一些；补法，力度要轻一些，速度适中。揉板门是泄法，所以力度要重一些，具体感觉是酸胀，但孩子不会形容，所以家长要先在自己手上试一试，再以稍轻一点儿的力度给孩子按揉，以孩子不疼为准。

时间：以孩子体质强弱程度中等、积食程度中等为例，3 岁的孩子揉 10 分钟，3 ～ 7 岁的孩子揉 15 分钟，7 岁以上的孩子揉 20 分钟，

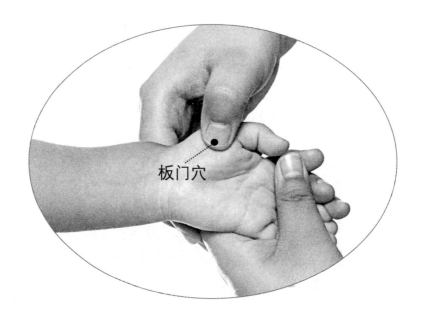

板门穴

这样当孩子病情太重的时候，最多不能超过半个小时。

功效：健脾和胃、消食化滞、调理气机。

（2）逆运内八卦

定位： 以掌中心到中指根的三分之二为半径所画圆形范围内。

手法： 以逆时针方向在内八卦范围按揉。因为是泄法，所以力度和速度同揉板门一样，要重、要快。注意，逆运八卦时要用另一只手压住中指下方的部分（离卦），以免扰动心神。

时间： 以孩子体质强弱程度中等、积食程度中等为例，3 岁的孩子做 5 分钟，3 ～ 7 岁的孩子做 10 分钟，7 岁以上的孩子做 15 分钟。

功效： 降气平喘、消食化痰。

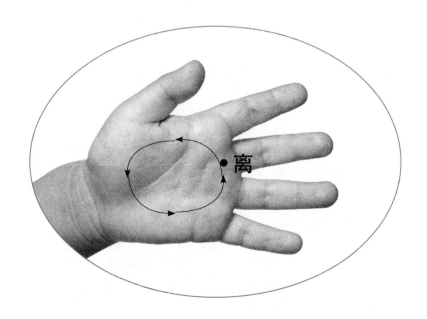

（3）推脾经

定位： 拇指桡侧的赤白肉际处。

手法： 推脾经有补法和泄法两种。循拇指桡侧边缘，沿指尖向关节处推为"补"。在治疗具体疾病的推拿手法中，泄法，力度要重一些，速度要快一些；补法，力度要轻一些，速度适中。力度越轻越好，因为孩子的皮肤比较娇嫩，太重的话孩子会疼、会难受，不让推。家长可以先在自己身上试做一下，有轻抚感即可。

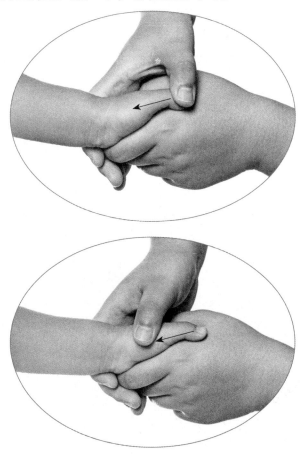

时间：和日常保健一样，一般做 3～5 分钟，具体还要看孩子的年龄。几个月大的孩子，做 2～3 分钟就可以了，2～3 岁的孩子做 5 分钟，3 岁以上的孩子可以做 10 分钟。

其实还有一个补脾经的方法，就是按住孩子拇指的指肚，顺时针揉，这个与上面的方法是同等效果的，按摩力度要根据孩子的身体反应来判断，也是越轻越好。

功效：健脾胃、补气血。

（4）揉天枢

定位：天枢穴在肚脐左右各 2 寸处。

手法：两个拇指按住两侧天枢穴揉。力度比摩腹要重一些，因为摩腹是在整个腹部的表面上按摩，所以力度不会太重，但按摩天枢穴接触的是一个点，所以力度会比较重，也是以孩子不疼为准。

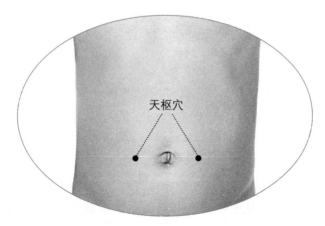

天枢穴

时间：以孩子体质强弱程度中等、积食程度中等为例，3 岁的孩子揉 10 分钟，3～7 岁的孩子揉 15 分钟，7 岁以上的孩子揉 20 分钟。

功效：舒调大肠、理气消滞。

15. 积食引起发热、咽喉肿痛怎么办

症状： 发热、咽喉肿痛。

做法： 吃半个或 1 个大山楂丸马上就能消食了，或者简单
地熬点儿焦山楂水给孩子喝，把肉给化掉就可以了
（3 岁以下的孩子用 3 克；3 岁以上的用 6 克；5 岁及
以上积食严重的孩子，可以用到 9 克，但一般情况
下用 6 克就可以）。

另外，还可以给孩子喝萝卜汤。

叮嘱： 不能每次孩子一吃肉，就给他喝焦山楂水。

山楂消肉食的效果特别好。我们在炖牛肉的时候，牛肉很难炖烂，
有经验的人就放一两个山楂进去，牛肉就会很快炖烂。

生山楂有化瘀的作用，也消食，但对孩子来讲力道太猛，一般中
医用炒黑的焦山楂来消食，效果会比较好（中医认为，炒焦的东西，
本身就有消食的作用，比如炒的焦麦芽就有消食的效果）。焦山楂实际
上和炒山楂是一样的，它有山楂的药性，却又没有那么猛烈，更适合
孩子。**请记住，不要直接吃焦山楂，用它来煮水喝的效果比较平和。**

在药店里买焦山楂就可以，不要自己去做，自己炒的焦山楂受热
不会那么均匀，药店卖的焦山楂受热就很均匀。

焦山楂主要是消肉食，如果孩子只是吃多了肉引起积食，比如孩

子吃了 2 个鸡腿，舌苔变厚了、嘴里有味了、肚子胀、不想吃东西，这时候就可以用焦山楂帮他消掉积食。一般吃两三天就可以消除积食症状，就不要再吃了。

家长要特别注意的是，不能每次孩子一吃肉，就给他吃焦山楂，不要依靠药物来帮助孩子消化，要相信孩子自己身体的运化能力。

一般家长认为好东西就要天天给孩子吃，我最怕这一点。如果你经常给孩子用外力调理脾胃，他自己的功能就会慢慢退化。焦山楂是帮孩子渡过难关的，而不是每天帮孩子消化的，当孩子的脾胃堵了，可以用它来帮助，但平时一定要依靠孩子自己的身体来调节。

孩子积食后，除了喝焦山楂熬的水外，还可以给孩子喝萝卜汤。萝卜是消食顺气效果比较理想的食物。很多孩子不爱吃萝卜，那可以把萝卜切成丝、片来和各种食物搭配，比如牡蛎、鲫鱼、海蜇、牛肉等都可以。

萝卜汤的具体做法是，把半个萝卜（一般孩子的用量）切成丝，放在锅里面煮，可以放一点儿牡蛎、海蜇等调味的东西。做鲫鱼萝卜汤也可以，但是要注意不要让孩子被鱼刺卡到。重点是让孩子喝汤、吃萝卜丝。

萝卜做成汤以后的消食作用非常好，甚至对吃肉过多引起的咽喉肿痛也很有效果。

比如有一次我确认了一个孩子是吃肉引起的上焦热并导致咽喉肿痛，就让家长切萝卜片煮水，把一片一片的萝卜给孩子吃。煮好的萝卜片是非常软的，孩子吃了以后肉食就给消下去了，咽喉肿痛也缓解了。这个方法对上焦有热的效果特别好，但要注意，不要和含有人参的药物一起吃，因为萝卜会解掉人参的药性。

与焦山楂不同的是，除了孩子吃肉吃多了的情况可以使用外，萝卜汤平时也可以作为家常便饭中的养脾美味菜。

16. 孩子老爱感冒的固本食疗处方

适用范围： 孩子感冒已经彻底好了，但还有点儿鼻音重，或者一天只咳嗽那么几声。

配方： 30 克的干怀山药（孩子一天使用的量）。

用法： 熬水，熬半个小时即可，随意当水喝。感冒好了以后的 2 天内，只要孩子喝水，就给他喝怀山药水。

叮嘱： 1. 还可以用怀山药配薏苡仁煮水喝，当孩子舌苔厚腻的时候，这个方子比较适合。

2. 5 岁左右的孩子用 9 克干怀山药配 9 克的薏苡仁，5 岁以下孩子各用 6 克就可以，向下递减。孩子喝 3 天左右，就能够补脾胃。有时候也可以配一点儿莲子，用 6 克莲子就可以了。

3. 感冒过后给孩子喝 3 ～ 5 天怀山药水就行，不要一直喝。

　　每次孩子感冒过后，家长千万不要忘记给他调理一下脾胃，这样感冒才好得彻底。

　　经常有家长问我这样的问题：为什么我的孩子经常反复感冒，总是不好？为什么孩子感冒的症状全都没了，但还是每天都会咳嗽几声，有时甚至会咳嗽两三个月，用调理咳嗽的方法也不见效？

　　这样的情况，我认为大多数是因为没有做最后的处理，这个时候家长需要给孩子补脾。

　　大家首先要想一个问题，为什么同样在一起玩耍，别人的孩子没有感冒，可是您的孩子却反复感冒？答案是：您的孩子很可能是正气不足，脾胃虚弱，这样才导致外邪容易入侵。

　　因此，每次孩子感冒过后，我都建议家长给孩子调理一下脾胃。孩子生病了，家长不能总想着靠清热解毒的药、靠外界的力量来帮孩子。在外邪基本清除之后，我们需要强壮孩子的脾胃，让他的正气壮大起来，这样才可能百毒不侵。所以，每次在孩子感冒之后，家长们都要加上最后一个阶段的调理，那就是补脾。把脾胃调理好了以后，孩子的身体就会健康一些，不会反复感冒，也不会长期咳嗽了。

　　为什么孩子感冒以后要及时调理脾胃，才能减少复发呢？因为这时候他的脾胃比较弱，如果不补脾，很容易再次被外邪侵袭。

　　说到这里，我先给大家讲一个故事。扬州的仪征有一个"臣"字门中医儿科，在中国中医界是一大门派，包括北京很知名的"小儿王"刘弼臣先生，过去也是"臣"字门的弟子。"臣"字门的正传是孙浩老先生，和刘弼臣是师兄弟。

　　有一次，我去拜访这位孙老先生，向他讨教："根据您的经验，小儿感冒以后怎么办？"他说："小儿感冒，如果病情比较重的，我会让孩子吃几天补中益气丸。补中益气丸是药，可以给病情比较重的孩子补脾胃，但是最多吃5天，一般吃3天左右就可以了，不要多吃。"

我认得老先生的建议特别好，孩子感冒之后补脾胃的思路特别正确。如果只是单纯地清邪气，邪气还是会回来的，只有把正气补足，才能彻底把邪气顶出去。这个时候要补哪儿呢？补脾。因为脾胃是肺的母亲，中医叫"培土生金色——脾土生肺金"。

补脾的方法有很多，大家可以请附近的中医开出药方，调补脾胃。给大家介绍一个我常用的方法，用怀山药煮水给孩子喝，采用食疗的方法给孩子补脾胃。在我的经验中，怀山药是最好的补脾药材。

什么时候用怀山药补脾呢？要等孩子感冒已经彻底好了，或者只有点儿鼻音重，或者一天就咳嗽那么几声。

怎么给孩子用怀山药呢？用30克的干怀山药熬水，熬半个小时即可，熬好后，随意当水喝。感冒好了以后的2天内，孩子只要喝水，就都喝这种怀山药水。这30克怀山药熬的水是孩子在一天里喝的怀山药水的量。

不要吃鲜的怀山药，必须用干的熬水，因为喝干的怀山药熬出来的水就只有补脾效果，没有收敛的作用。要是把鲜的怀山药切成片，熬水全部吃了以后，有固涩大便的作用，会让孩子大便干燥，这对因为脾胃失和而腹泻的人比较适合。所以有的孩子吃新鲜怀山药，感冒、咳嗽彻底好了，却排便困难了。这是不对的。

如果孩子大便干燥严重怎么办呢？就需要在煮山药水的同时，把6克的杏仁放入一起煮。杏仁有通肺气利便的作用，在药店就买得到。

孩子不爱喝的话，放点儿糖也可以。但是记住，喝一两天就可以了。这一两天，能够把邪彻底顶出去，孩子的咳嗽立刻就会好，这就是补脾的效果。

也可以用怀山药 30 克，配合 6 克的炒鸡内金熬水，有同样的效果，同时这个方子对有积食的孩子也有较好的效果。

除了单纯用怀山药煮水以外，家长还可以用怀山药配薏苡仁煮水，这也是给孩子补脾的好方子。当孩子舌苔厚腻的时候，用这个方子比较合适。5 岁左右的孩子可以用 9 克干怀山药配 9 克的薏苡仁煮水，5 岁以下孩子各用 6 克就可以，向下递减。

煮的水给孩子喝，怀山药和薏苡仁的渣可以让大人吃。孩子喝 3 天左右，就能够补脾胃。有时候也可以少配一点儿莲子，用 6 克莲子就可以了，它具有补脾升清的作用。在这个方子里，薏苡仁去湿气，怀山药补脾，去湿气的同时补脾会比较平和。

怀山药、薏苡仁的挑选非常关键，而现在大多数家长不会选。那家长们该怎么选呢？第一，去药店买怀山药时，千万不要买那种雪白的、光滑的。一定要买那种干的、盒装或者桶装的精品怀山药，它表面上是疙疙瘩瘩、起伏不平的，微微有点儿发黄，这是没有用硫黄熏过，质量比较可靠的怀山药，我推荐大家使用这种。第二，薏苡仁在药店买就可以，不要挑个头特别大，特别漂亮、饱满的，而是要挑选看上去更为天然的。

我提醒家长：怀山药配薏苡仁不能长期喝，很多家长认为这个东西好，就天天给孩子喝，这样一喝就喝了半年，千万不要这么做！因为这相当于开汽车时轰油门，你在过一个坎儿，或者上一个小坡，或者超车的时候，会踩油门，但是过去以后，你会一直踩油门吗？使劲轰油门的结果只能是把车都轰毁了。

因此，我们在孩子脾虚的时候帮他补就行了，千万不要再天天给孩子"轰油门"，如果天天补，孩子自身的功能就会衰退。

我一再和家长强调，感冒过后给孩子喝3～5天怀山药水就行，不要一直喝，否则孩子自己的身体就不工作了，就不会吸收营养了。

以前，我在给大家介绍过八珍糕的功能以后，听说有家长给孩子吃了2年八珍糕，这令我比较担忧。其实简单地补一补就可以，孩子没有病就不要再吃了，这么吃的后果不好。孩子的脾胃会完全依靠滋补的效果，他的脾胃功能已经弱了，你把这些补品一撤，他的脾胃功能马上就不行了。

请家长们一定记住我的话。

17. 调理脾虚孩子鼻炎的特效方

配方： 辛夷 3 克、白芷 3 克、荆芥 3 克、金银花 3 克或 6
克、连翘 6 克、桔梗 3 克、甘草 3 克。这是 5 岁以
下孩子的量，5 岁以上的孩子，量增加 1 倍。

做法： 用这些药材熬水。放入 1 杯水，先将药物浸泡 20
分钟，然后大火开锅，开锅后转小火熬 5 分钟即
可。漱口或者滴鼻子都可以。

叮嘱： 1. 有的孩子小，不会漱口，家长可以给他滴鼻子。
让孩子平躺，弄 2 滴药水，滴进孩子的鼻子，然
后让孩子转一转头，让药水浸润到鼻腔各处。尽
量让小孩学会漱口，但要把漱口后的药水吐掉，
不要吞下。

2. 辛夷、白芷都是散寒、通窍的，金银花、连翘
是解毒的，荆芥是往外散邪的。这个方子能够帮
助孩子在每次感冒过后，把最后残余的邪气彻底
清除。

所谓鼻炎，就是邪气与正气在鼻子里不断地斗争，是人体力图排
出邪气的一种努力，打喷嚏、流清鼻涕都是排邪气的一种反应。**对于
急性鼻炎，我主张孩子感冒过后，在他的声音还重浊，还有鼻塞，甚
至睡觉都开始打鼾的时候，一定要往外继续清一清邪气，把它彻底清**

干净。这个时候，因为是外感带来的急性鼻炎，所以比较容易调理，可以用这个漱口或者滴鼻子。

很多家长反馈，用完这个方子以后，孩子打呼噜的问题就解决了，孩子鼻子总不通气的情况也消除了。

18. 调理孩子慢性鼻炎的桔梗元参汤

症状：孩子长期鼻塞，打喷嚏，流清鼻涕。

配方：桔梗、元参、杏仁、橘皮、法半夏、茯苓、甘草、生姜。以五六岁的孩子为例，每味药各用3克就行了。再小一点儿的孩子，比如3岁以下的孩子，尽量找医生开方子。十几岁的孩子，每味药可以各用到6克。

做法：用这些药材熬水。用2杯水，熬成1杯就可以了。

叮嘱：1.方子里面的药物除了半夏，基本都是药食同源之品，比较平和。大家可以请附近的中医开这个方子试试，一般3服应该见效，如果3服没有见效，则不必再喝，如果见效了，喝5服就差不多了，也就是要连着喝5天。

2.大人也可以用这个方子调理鼻炎，每味药各用9克，也是连喝5天。

　　如果孩子的鼻炎是慢性的，感冒后不是短暂的鼻塞，而是长期鼻塞、打喷嚏、流清鼻涕，还可以用清朝名医黄元御在《四圣心源》中治疗鼻炎的方子桔梗元参汤。大家可以请附近的中医帮助把关分析，如果对症，可以用这个方子。

　　这是一个迅速缓解鼻炎的方子，见效非常快。实际上，这个方子就是升降脾胃之气的。

　　黄元御是一代名医，他做过乾隆的御医，当年曾随乾隆下江南。黄元御在中医里面独树一帜，创造了"圆运动"理论，他认为人体的气是有升有降的，他无论治什么病，都要调人体内气的升降，他主张不要过多用苦寒的药，因为会伤人体正气。

　　这个桔梗元参汤中，桔梗是往上走的、排毒的，元参是清凉滋润、利咽喉排毒的，陈皮是宣肺、散寒的，半夏是降胃气的，茯苓是去湿气、升脾的，甘草是调补脾胃、坐镇中焦的，生姜是散寒、升阳气的，很简单的几味药，就可以升降脾胃之气。

　　大人也可以用这个方子调理鼻炎，每味药各用 9 克，也是连喝 5 天。很多大人调完以后，鼻炎基本就好了。

　　前段时间，有位听我讲课的企业家学员找我，他说有位藏传佛教的活佛，因为患鼻炎，比较痛苦，能否请我帮助一下。我就推荐了此方，结果 3 服之后，他来微信说效果非常好，这令我很开心。这个方子，已经帮助过很多常年患病的慢性鼻炎患者了。

　　这个桔梗元参汤只在流清鼻涕的时候用，目的是让人的脾胃运转起来，脾胃运转起来以后，也可以再用点儿八珍糕补脾胃之气，把阳气升起来，就能把体内的邪气顶出去了。

为什么孩子鼻炎重，经常流清鼻涕、打喷嚏？是因为正气和邪气总在鼻子那里较量，正气不足，不能把邪气顶出去。而脾胃的气机旋转起来，正气足了，就能够把邪气顶出去，孩子就没事儿了。另外，如果孩子流黄鼻涕，就要配点儿生石膏，加其他药了，需要找医生开方子。

总之，把孩子脾胃调理好以后，慢慢他的鼻炎就好了。鼻炎的根源是脾胃正气不足，脾胃功能不能正常运转，脾胃正气足了，阳气一升发，把邪气顶出去了，鼻炎就好了。

延伸阅读：孩子为什么易患鼻炎

大家经常问我孩子患鼻炎的事儿。我在新浪做活动的时候，大家都问，鼻炎是怎么回事？

实际上，成人鼻炎有各种各样的原因，很复杂，因此治疗起来比较困难。但是孩子鼻炎的成因就比较单纯，基本上都是外感引起的，是外感残留的邪气没有清出去，一直留在鼻腔导致的。那么为什么邪气会残留在鼻腔不出去呢？关键原因是正气——身体的抵抗力不足，也就是脾胃之气不足。

《黄帝内经》认为，九窍不和都与脾胃有关，皆脾胃之所生。尤其是面上孔窍的问题，比如眼睛、耳朵、鼻子、嘴的问题，都和脾胃有关。

为什么？因为脾胃是人体气机旋转的轴，负责升清降浊，如果脾胃出问题，气机不旋转了，清气就不能往上升。眼睛、耳朵、鼻子、嘴都叫清窍，如果清气不往上升，留下浊气在上面，人就会出问题。

所以中医理论认为，脾胃决定了这些孔窍的状态如何，如果脾虚，人就会生各种咽喉的病，所以孩子一感冒，扁桃体就容易出问题，这往往就是因为积食了，脾胃堵了导致的问题。还有，如果脾胃运转失常的话，有的人会患耳鸣，眼睛也有可能会出问题。

鼻子也是这样，鼻腔的问题，也与脾胃有关。脾胃功能如果正常了，清气在上面，浊气在下面，那么鼻腔就正常；要是脾胃失常了，就会导致鼻腔总是有点儿问题。所以我主张孩子感冒过后，一定要把邪气去除干净。

好多家长有个习惯，当孩子有病了，就赶快用各种药治，等孩子烧一退，就认为他好了，就马上停药了。其实正常的用药，还需要再坚持一段时间，再多吃两三天药，为什么呢？就是要把邪气给彻底清除干净。

好多家长看孩子的烧一退，就不给孩子吃药了，其实孩子体内的邪气还没有完全出去。这个时候，孩子往往说话还有鼻音，还会有点儿清鼻涕。有的孩子睡觉打鼾，就是因为鼻腔里面还有炎症，还有堵塞，气血还壅滞在那里。这个时候，家长如果不继续清理，留下隐患，就坏了，邪气就留在里面了。

我建议孩子感冒发烧后，即使退烧了，还要持续吃两三天的药，把邪气彻底清除，这样才不会让孩子患上鼻炎。

19. 脾虚的孩子易肥胖

　　脾虚不但可以导致孩子生长迟缓、个子瘦小，还可以导致孩子肥胖。这一点，很多家长可能还没有意识到，其实这也是孩子脾虚的一种表现。

　　为什么肥胖也是脾虚的一种表现？我在跟家长们分享中医育儿知识的时候，一直给大家强调一个理念，千万不要认为给人吃得好，食物丰盛、营养全面，他就会吸收得好。实际上可能恰恰相反。

　　我遇到的成人里面，吃得好的、整天在外应酬的、天天山珍海味的那些人，他们的身体营养状态反而是最差的。比如你的脾胃能接受十分的东西，你给它七八分正好，给它二十分，就会伤到脾胃。

　　这就像电脑能同时打开五个文档、十个文档，但是同时打开一万个文档，电脑一定死机。

　　所以我们看到社会上的很多成年人，每天肥甘厚味，吃得特别好，往往身体状态最差，去医院一检查，体内各种指标都不标准，高血压、糖尿病、高血脂等富贵病都齐了。这是因为他们体内不需要的东西太多，需要的营养却太少了。

　　喂养孩子不当也会让他的身心出现各种失调，我们现在因为给孩子吃了太多的高营养的东西，很多是他们不需要的，结果反而会让他们脾胃失常——脾虚，脾无力运化了。 脾积住了、堵住了，该排出体外的排不出，该代谢的代谢不掉，而胃里又不断增加东西，最后形成另外一种格局，食物营养所化的津液瘀滞在脾胃，形成痰湿，进而导致了小儿肥胖。

肥胖实际上有两种，一种是脂肪细胞的数量增加，一种是脂肪细胞的体积增加。如果小时候瘦，长大了胖，小时候形成的脂肪细胞数量就这么多，长大了每个细胞在膨胀，那么这种肥胖是可以减的，因为脂肪细胞数量不多。如果小时候肥胖，整个脂肪细胞的数量多了，长大了以后细胞会膨胀，人变得越来越胖，这种情况就很难减下去了，所以小儿肥胖的危害很大。

现在的小胖墩儿特别多，据北京市统计，大概每 5 个孩子里面，就有 1 个小胖墩儿。很多孩子的肥胖已经影响到他上学了，这样的孩子将来可能会患上糖尿病、心脑血管疾病，往往到青年以后就会病发，有的孩子基本一生都会受此影响。

家长往往不懂得这个道理，很多老人说："哎呀，大孙子喜欢吃东西，太好了，越胖越好！"以为孩子吃得越多，身体才越好，就拼命给孩子吃自己认为有营养的食物，结果怎么样呢？孩子身体状况很糟糕。

家长一定要记住，千万要让孩子保持一个合理的饮食，避免引起孩子的肥胖。肥胖对孩子来讲，是一个致命的打击，其他的都好调理，只有肥胖调理起来很困难。

20. 帮助小胖墩儿减肥的食疗方

症状： 小儿肥胖。

做法1： 新鲜荷叶6克、粳米100克、冰糖适量。将鲜荷叶洗净煎汤，再用荷叶汤同粳米、冰糖煮粥。还可以放一点儿炒的莱菔子（即萝卜籽），炒的莱菔子能够化痰。量都不要多，比如说3克荷叶，可以配1克莱菔子。

做法2： 可以围绕着孩子的腰部给他按摩，就是按摩带脉，双手捏住腰两侧的肥肉，拉起，然后松开，这是一次，每天捏二三百次，对减肥很有效果。

如果发现孩子已经有变成小胖墩儿的趋势，我建议家长这个时候一定要给孩子往外清一清体内的痰湿。可以给他做一点儿荷叶粥吃，荷叶有生津降浊、祛除痰湿的作用。

经常熬荷叶粥给孩子喝一喝，解去油腻，同时少吃肉，就可以把痰湿化掉。给孩子喝的荷叶粥里面还可以放一点儿炒的莱菔子（即萝卜籽），炒的莱菔子能够化痰。量都不要多，比如说3克荷叶，可以配1克莱菔子。

还有，让孩子经常喝萝卜汤、吃萝卜丝，都可以消除孩子体内的痰湿。

家长要记住控制孩子的饮食，让他多吃五谷杂粮，少给他吃肉。给孩子吃的肉也要是健康的肉。因为有相当比例的孩子，吃的肉是不健康的，就是被各种洋快餐给吃胖了。如果孩子有控制地吃健康的肉，不至于肥胖。

孩子还可以适当地喝点儿酵素。喝酵素有个非常明显的好处，就是可以让人在减少饮食的同时，仍然感觉没有那么饿，此时酵素里面的消化酶会促进脾胃的运化，将积滞的过多的营养物质处理掉。

目前非常流行的酵素饮食方法，就是利用了这个原理。我们可以用发酵类食物，去调整孩子的脾胃功能，让它恢复升清降浊的功能。

还要让孩子多锻炼身体，进行有氧运动。肥胖的孩子要勤走路，把脂肪一点一点减下去，这通过多运动是可以实现的。孩子减肥，最好用运动和减少摄入的方法，不能用其他太猛烈的药物来泄，要平和地减，通过运动来调整。

另外，家长如果有条件的话去找中医给孩子针灸、按摩一些穴位，比如丰隆穴，也是非常好的，能解决很多问题。

给孩子调脾胃，除了捏脊以外，家长还可以围绕着孩子的腰部给他按摩，就是按摩带脉，经常给孩子捏一捏腰部两侧，按揉按揉肚子。因为人体经脉中，只有带脉是横行的，起着约束诸多纵行经脉的作用，而腰部的肥胖，往往与痰湿淤积有关。此时，每天捏二三百次腰两侧的位置，可以刺激带脉，起到运化痰湿的作用。

具体方法是：双手捏住腰两侧的肥肉，拉起，然后松开，这是一次，不断如此，对减肥很有效果。

21. 发酵食品和酵素对孩子脾胃比较好

为什么说发酵食品和酵素对孩子脾胃比较好呢？生活中这样的例子很多，比如有些人在酒厂——发酵的地方工作，这样的环境里存在大量发酵的物质，他们就很少感冒。我曾问过酒厂的人："你们天天赤裸着上身酿酒曲，会不会容易感冒？"他们回答我："常年都不感冒"。

我分析，这是因为发酵物质里的各种微生物等对脾胃有好处，能促使脾胃吸收、运化正常，这样肺气就强壮，人就不容易感冒。

美国人也知道发酵食品的好处，他们发现，长期在发酵食品工厂里工作的工人很少感冒，于是有关机构就把酵母菌从发酵食品中提取出来，做成药片吃，认为能增强上呼吸道的免疫能力。

其实这就是中医理论里的"脾土生肺金"。为什么中国古代的人提倡吃一些发酵的东西，比如酱、醋、酒酿……因为发酵的食物对人有好处，可以调整体内胃肠道的微环境。

也就是说，一个人的消化系统正常，他的免疫系统就强。

如果孩子脾胃出问题了，我主张让他吃一点儿发酵食品，里面的益生菌能增强孩子的脾胃运化功能。

为什么经常打抗生素的孩子身体不好，爱生病？因为抗生素会把孩子体内的益生菌给杀灭。在我们的消化系统中，有几百种有益的细菌，它们参与我们对食物的分解和吸收过程，我们是与它们共存的，如果它们消失干净了，我们人体也该出大问题了。而过度滥用抗生素，会导致胃肠道的菌群越来越混乱——体内的菌群被杀灭之后，再生长的菌群就和以前的比例不一样了，比如，此时顽强而又有害的真菌会生长，这个时候孩子的脾胃就会受伤，体质就会越来越弱。

现在美国有些最新的研究认为，我们生的很多病是因为抗生素打得太多，把体内的菌群杀灭了，结果导致其他不健康的菌群繁殖，使胃肠道功能紊乱。

为什么说孩子的脾胃虚弱就会不断感冒？因为当孩子贪吃各种零食、饮食不正常、积食后又滥用药物，导致脾胃不正常后，"脾土生肺金"的结构被破坏，肺系统功能会变弱。肺系统功能弱了，呼吸道就抵挡不了外邪的不断入侵，所以这种孩子容易感冒。

那么，除了发酵食品可以调理脾胃，还有什么现成的东西有这个作用呢？我可以向各位介绍一下，现在市场上卖的酵素，也有这个作用。酵素是用各种蔬菜和水果发酵而成的液体，在日本应用比较广泛，和我们中国人最喜欢的醋有类似之处，但是酵素里面有大量的酶类物质，这些酶可以帮助胃肠消化，增强脾胃功能，对增加正气有很大的好处。

在这里我给大家举个例子，北京有个小女孩，6 岁，不爱说话、内向，眼袋很严重，不长个、挑食、瘦弱。后来有朋友建议她的家长给孩子服用一些酵素，调整脾胃的功能。

刚开始，这个小女孩不愿意喝酵素，觉得不好喝，在妈妈的连哄带骗下，慢慢开始喜欢喝了。喝了 1 个月后，明显就看到个子长高了，眼袋也减轻了，重要的是开始喜欢跟大家一起玩了，爱笑、爱说话了。

在调理了半年后，这个孩子的消化吸收越来越好，不再挑食，也开朗了很多，以前三天两头的感冒，现在很少出现这种情况了。

这样的例子现在越来越多，这说明发酵食品对人体的脾胃功能，甚至正气都有提升作用。这需要我们在未来再加仔细地去研究，这是一个非常大的领域。

22. 孩子的舌苔脱落究竟是怎么回事

我发现在很多家长发来的孩子舌象照片里，相当比例的小朋友有舌苔脱落的现象。这一节我就来讲讲孩子舌苔脱落究竟是怎么回事。

细心的家长可能会发现，这种孩子的舌苔一开始都偏厚，也就是说刚开始时舌苔会很厚。这说明什么呢？说明孩子之前是有积滞的，也就是他们脾胃的运化不足，导致身体里边出现了积滞。

这样的孩子往往在一开始只是积滞，积滞时间长了就慢慢影响了脾胃功能，所以脾胃功能会弱。中医讲舌苔是胃气所生，意思是脾胃之气往上升，生成这样的舌苔。舌苔不能太厚，太厚说明里边积滞太多。那么舌苔如果脱落了，说明什么？说明里边胃气不足了，胃气开始衰弱了。胃气受伤，胃气无力固塞、无力升发的时候，舌苔就会脱落了。

如果一个孩子舌头上面没有舌苔的话，说明他的胃一定受伤了，脾胃一定不足。我们也可以根据他舌苔脱落的位置，来判断孩子身体到底哪个部位受到的影响最多。比如在舌头根部出现舌苔脱落的话，可能是下焦，或者肾等受了影响；如果在舌头前半部（舌尖）出现舌苔脱落的话，可能是心、肺受了影响；如果在舌头中间位置出现舌苔脱落，代表着脾胃出了问题；如果在舌头的两侧出现舌苔脱落，则意味着肝胆失和。

因此，当我们家长看到孩子舌苔脱落的时候，要意识到这不是自然现象，这是身体失调所带来的表现。那这时候该怎么办呢？

在这个时候我最推荐的是推拿捏积。捏积其实非常简单，我建议家长都要学一学。我们一般从下往上捏就可以了。捏的时候，可以捏三下提一下，这个"提"要用点劲儿，甚至让孩子的肚子能稍微离开一下床才好。因为捏积是物理疗法，不用给孩子吃什么东西，也不用怕他吃错了，所以是我的首选推荐，对这种出现舌苔脱落现象的孩子恢复脾胃功能非常有好处。

其次，这样的孩子要注意饮食的多样性，不要偏食。往往这样的孩子特别爱吃肉，吃肉多了会有积滞，会伤到脾胃；如果这肉的质量不好，也会伤到脾胃。这多方面的原因就导致了脾胃受伤。这样的孩子应该多吃五谷杂粮、多吃青菜。要做到清淡饮食，不要吃油腻的东西，那种大鱼大肉尽量少吃，这对于他的脾胃恢复会有好处的。

对于这样的孩子，如果用药物调理的话，我一般会给他配一些补脾的药材，如山药、薏米、芡实等；再配一点儿滋阴的药材，如沙参、麦冬、生地，都少配一点儿。因为这种情况下，往往我们看到的是孩子内有积滞的表现，但是他内部的"阴"也伤了，伤的是脾胃之阴。等他的舌苔掉光以后，整个舌头会是又光又红的，没有舌苔，这就是明显的阴虚舌象了。所以我们要未雨绸缪，先配点儿滋阴的，给孩子补一下阴。

家长一定要知道，但凡孩子的舌苔变厚，然后出现了这种舌苔一块块掉落的地图舌，甚至是舌苔脱落到没有的症状时，证明他的脾胃是不正常的。这个时候要从饮食调理，推拿按摩，再用点儿食疗的方法去调整他，慢慢地孩子的身体就会恢复了。否则一直这样下去，孩子的身体就会逐渐失调了。

罗博士精彩解惑录

1. 孩子吃东西没节制怎么办

问：孩子现在 4 岁，吃东西没节制。喜欢吃的东西总是吃很多，经常积食。我平时都给他按摩，但是这也不是什么办法，有没有好一些的调理方法呢？希望能得到您的帮助！

答：严格说，这是一个育儿心理问题，因为任何消积的药物都不能吃一辈子。此时妈妈的心态很关键，孩子像金鱼一样，见到好吃的基本都会吃多，父母就是要引导他吃正常的量，一定要反复地引导，同时把孩子不爱吃的食物也做得更加美味。

2. 如何把孩子的注意力从零食上转走

问：我想问问怎么能把孩子的注意力从零食上转走呢？孩子现在不爱吃饭。

答：这是一个普遍问题，建议一定现在就把孩子的饮食习惯改正过来，否则后患很多。现在父母往往不忍心严厉教育孩子，可是顺着孩子又会导致很多健康问题，反而在这方面严格控制的父母，孩子身体要健康一些。除了严厉，也要给孩子讲道理，可以尝试软硬兼施的方法。

3. 孩子上火了怎么调理

问： 我家小孩16个月，最近因为上火，牙龈肿痛，扁桃体发炎，发过烧，现在上火情况还未好转，而且小孩胃口一直不好，生长缓慢，消化不良，有什么好的调理的方法吗？

答： 这样的小朋友注意要少吃肉，同时用些消食导滞的药物，比如小儿消积口服液等，或者按照我书中的方子用焦三仙、炒鸡内金各6克，熬水喝3天。因为脾胃有积滞，才会胃火上发，要把胃气向下顺，胃口才会好，虚火也会下去的。

那么，这个方子和前面的煮焦山楂有什么区别呢？主要的区别就是，焦山楂主要是针对肉食的，而焦三仙有三味药，除了焦山楂，还有焦神曲、焦麦芽，除了消肉积，对于米面等引起的积食，效果也非常好，所以更加全面些。

4. 孩子从小喂养不当吃坏了胃怎么调理

问： 我的孩子由于从小喂养不当吃坏了胃，晚上睡觉喜欢趴着，还老翻来覆去，好动，喜欢发脾气。而且他大便不规律，有口臭，每隔一星期左右就不吃饭，每次去看医生都说是实火，吃几天中药就会有所改善，但是这种现象总是反复出现，我该怎么办？

答： 这种情况比较复杂，我建议先消食导滞，如果舌苔厚，就要考虑了。同时需要分清孩子的寒热阴阳。我觉得他很可能脾阴不足，但是您没有提供舌象，所以我无法确切分析。所以建议孩子父母学习一点儿中医知识，这样可以提供更准确的信息。

第 **4** 章

家长如何解决
孩子的外感问题

——对《让孩子不发烧、不咳嗽、不积食》
内容的强调和补充

外感是家长最头疼的问题，每次孩子生病基本上都是外感引起的，症状一般都是发烧、咳嗽。其实，这些在我的上一本书《让孩子不发烧、不咳嗽、不积食》里已经写得很详细，但家长们还是会问我很多细节，这也是我在这本书中再次补充讲解外感的原因。

1. 不管哪个季节，"寒"都是孩子生病的主要因素

针对孩子身体的疾病，中医的调理方法有很多。其实孩子的疾病基本上都没有大病，除非是家里装修污染等情况所引起的重病，一般的情况下，孩子的病都好解决。

家长要尽力做什么

在调理脾胃的前提下，大家要把孩子的外感给消灭掉。外感是家长最头疼的问题，每次孩子生病基本上都是外感引起的，症状一般都是发烧、咳嗽。

其实，这些在我的上一本书《让孩子不发烧、不咳嗽、不积食》里已经写得很详细，但家长们还是会问我很多细节，这也是我在这本书中再次补充讲解外感的原因。

外感怎么防范呢？大家首先要了解，我们所说的外感，绝大多数是由寒导致的，大家要记住这个概念。

风、寒、暑、湿、燥、火都有可能引起孩子生病

我们中医说的风、寒、暑、湿、燥、火，这些原因都有可能引起孩子生病。其中，火和燥容易结合，实际上它们是非常相似的。

但燥也有凉燥，燥和火与寒都可以结合。燥只是结果，热了以后

会燥，凉了以后也会燥，燥了之后，液体不能均匀分布，一定会干燥，所以燥是火和寒都可能有的。

同时，风也是可以和其他结合的。它可以与寒结合，也可以与热结合。不过火和寒是两极，只有火是不能和寒结合在一起的。暑和热是一样的，是一回事，热极了，就叫暑了。

除了火、暑之外，其他如风、湿、燥，都会和寒结合在一起助纣为虐，所以寒是最需要重视的。

我认为，在某个环境、时间里，比如说幼儿园、家庭，或者是一年中的某个季节，各个时代，寒邪致病都是最普遍的。所以张仲景写的《伤寒论》要把寒放在前面，他就很重视这个"寒"。我常常讲，国外说感冒是 "catch a cold" 吧？人家也很聪明，也知道人受寒后会生病。

夏天的感冒绝大多数也是受寒引起的

好多人和我讨论这个事，夏天的感冒怎么来的？我说绝大多数也是受寒。大家可能要说，夏天不是热吗？孩子感冒应该是受热导致的，怎么会是受寒呢？

以我的观察，现代社会绝大多数的外感都是寒邪引起的。为什么呢？大家体会一下，夏天室外温度高、太阳晒，我们会出汗，然后我们走到凉爽的空调房里，再出来时又会出汗，当我们再回到空调房里，冷风一吹，就打喷嚏了，身体一阵发紧，这个是什么引起的？是温度降低引起的。

再举个例子，比如说我爬山感到很热很热，出了一身汗，到了山顶以后，风呼呼地吹，就会觉得皮肤一阵发紧，这样就是受寒了。

还有一个例子，比如说外面天很热，太阳晒得人出汗，当走到阴凉的地方，风一吹，你觉得很凉爽，全身毛孔都张开了，身体温度迅速降低，马上就会觉得浑身发紧，很快就流清鼻涕了。

看了上面的例子，大家想想，感冒是什么引起的？是热引起的吗？同样是寒引起的。

另外，夏天我们喜喝冷饮，这样就把寒带到身体里面去了。实际上，夏天的寒邪，有可能比冬天还重，因为冬天你会把自己保护得很好。总之，夏天导致我们受寒的因素不少。因此，大家在夏天一定更要重视寒的危害。

一年四季里，寒导致人们经络运行速度减缓，导致防御系统出现问题，营卫之气不能够正常运行，外邪入侵的机会特别多。

风是寒的载体，湿会加重破坏

风是什么？是寒的载体，所以风跟寒会结合在一起。湿会加重破坏，把你的防御系统给搞得一团糟，这个时候再受寒，叫作寒湿，问题更严重。

2. 孩子受寒后要立刻让他暖起来

家长普遍的问题是什么呢？就是不知道孩子受寒以后怎么办。虽然家长们知道各种能让孩子身体暖起来的方法，比如说按摩大椎穴，用路新宇医生的吮痧法，用紫苏叶泡水喝，用电吹风吹一下后背等，但大多数家长并不清楚应该在什么样的情况下开始用，用到什么时候为止。

请记住，在孩子受寒以后立刻让孩子暖起来的做法是绝对正确的。比如说孩子在阴凉处打喷嚏了，觉得冷了，到太阳底下晒一晒，马上就出汗，这是可以的。

此外，家长用各种方法，比如说喝点儿紫苏叶水，用紫苏叶水泡脚、泡澡等，让孩子身体暖起来，都是可以的。但这些方法一定要在外感的第一阶段——刚刚受寒的时候才能起作用。要注意，不能给孩子经常泡脚，否则会导致扁平足。

孩子开始打喷嚏、流清鼻涕了，家长要把这个机会抓住，这才是解决掉外感最重要的阶段。这个阶段，在冬天时间长一点儿，可能会持续一两天，在夏天时间就很短，短到可能一两个小时以后就开始改变了。所以我主张在寒邪刚刚侵犯孩子身体的时候，家长就要迅速给孩子调理，谁能抓住这个时机，谁就能用以上的方法百分之百把寒邪消灭掉，这是立竿见影的。

3.孩子受寒后每天的调理方法不一样

如果第一天没抓住时机散寒，到了第二天，你发现孩子还在流清鼻涕、打喷嚏、浑身发冷，这时就要防止寒邪往体内进犯了。

此时，就要用一些清热的药，不能只用紫苏叶等方法了。大家记住，这个时候往往要开始化热了，你一定要提前派出一支部队来阻截寒邪。如果这个时候还只用紫苏叶，没用，孩子慢慢开始耳朵疼了、痰变黄了，这就表明祛寒的最好时机你没抓住。

家长往往会在外寒阶段给孩子喝紫苏叶汤、姜汤、葱汤，一直喝上好几天，但是孩子却鼻涕变黄，症状变重了，为什么呢？因为你没有派部队去阻截。家长要知道，外寒阶段非常短，如果能在外寒阶段的第一天赶紧治疗的话，用很简单的方法就能把寒邪解除掉。

我相信，家长能想出很多方法，比如拿热水袋给孩子暖背，让孩子在暖气、浴霸边上烤一烤，喝点儿热水，这些都可以让孩子的身体温暖起来。

但是到第二天、第三天，大家一定要记住提前阻截。这时候，除了上述这些简单方法之外，如果感觉孩子已经出现感冒的明显症状了，我推荐同仁堂生产的感冒清热颗粒，它里面用的基本上都是风药——中医讲的风药，祛风散寒的比较多，里面有白芷、独活、荆芥穗等。

我们北京中医药大学有一位老教授——赵若琴老师，特别擅长用风药。大家问他，治疗肾炎，里面有热，你怎么用风药就能治好呢？

他说热在身体里面，怎么办？要把"窗户"打开。怎么打开"窗户"？用风药，让毛孔开张以后，把热散出来。

所以我特别推荐感冒清热颗粒。这个药物非常简单，用了以后散寒的效果非常好，比较全面。受寒第二天用感冒清热颗粒，孩子身体马上就温暖了，就能迅速把寒邪散掉了。

如果到第三天了，孩子还是流清鼻涕、怕冷，基本上说明寒邪已经往里面走了。这时候一定要配合一点儿蒲地蓝口服液（说明书上告诉你用 1 支的话，用半支就行）或者双黄连口服液等，这些都是配合清里热的东西。

在外感第一阶段，我们一定要从几个层面去解读它。不要一直给孩子喝紫苏叶水。有的家长只给孩子喝紫苏叶水，喝了三四天，孩子的感冒还没好，痰还变黄了。我说别这样，一定要做有层次的防御。

只要家长能这么防御下来，基本上 80% 的外感在这个阶段就被阻截掉了，这对受寒导致的感冒效果特别好。

4. 不要认为孩子有薄白舌苔，就是受寒了

在外感第一阶段，家长还要注意，千万不要认为孩子有薄白舌苔，就是受寒了，不是这样的。人正常的舌头是淡红舌、薄白苔。舌苔呈白色是正常的，只不过当它出现了厚腻的情况，身体就出问题了。

孩子外感初起时，舌苔变化没有那么快，大家千万不要通过舌象来判断，要靠鼻涕、打喷嚏、身体发冷这些症状来判断。当外感化热的时候，舌象的变化才会很明显。

5. 孩子外感后第一阶段的调理小方法

受寒的第一天，大家要是能抓住这个时间段把寒邪散掉，孩子的身体就没事儿了。

如果孩子第二天还是流清鼻涕，有外寒的症状，怎么办呢？我们就要预防了，要派出一支部队，防止寒邪往身体里面走，所以在散外寒，也就是在孩子喝紫苏叶水的同时，配点儿感冒清热颗粒就可以。

这个情况约有 2 ～ 3 天的时间，说明寒邪在往里面走，所以大家要预防，基本上能把它清掉，孩子就没事儿了。这是第一阶段。

6. 孩子有黄痰的时候——外感第二阶段怎么治

一支药散外寒，一支药清里热

孩子外感的第二阶段，当邪气往里面走的时候，会进入外寒里热阶段。就是外寒依然存在，疾病还在体表，但是它往身体里面走，身体已经开始与它进行斗争了，出现"硝烟满地"的情况，里面开始有热证了。这个时候孩子的痰会变黄。黄代表什么？代表热证，身体里面有热，外面有寒。

怎么选择、搭配药物

我们要同时用两种办法，一支药散外寒，一支药清里热。所以这个时候大家可以备一些中成药，中成药是什么呢？基本上我们市面上见到的中成药，全部都是外寒里热一起来处理的。

中医把感冒分成"风寒感冒"和"风热感冒"，而老百姓到药店去，不知道自己该选哪种药，实际上绝大多数人把第一个阶段给错过了，基本都是到了外寒里热阶段才去药店买药，所以药店发现，治疗外寒里热的药卖得特别好，最后药厂生产的全是治疗外寒里热的药。

这个阶段大家可以选散外寒去里热的药一起用，你自己都可以配出来，怎么配？感冒清热颗粒是散外寒的，我们可以再配一个清里热的药，比如说蒲地蓝口服液。

这个阶段与第一阶段不同了，第一阶段清里热的蒲地蓝口服液是少量使用，比如用到半支，到了第二阶段就可以正常用了，反而散外寒的感冒清热颗粒可以少用点儿，比如说半袋、四分之一袋等。这个时候用的是双管齐下的方法。

大家要自己搭配药量，如果孩子里热重一些，清里热的药就要多一点儿，比如痰是黄的、鼻涕是黄的，这时候一定要把里热清干净为止。就像炉子里边的炉灰一样，虽然看上去已经熄灭了，但你过早地进入下一阶段处理的话，炉灰就会继续燃烧起来。

所以，但凡孩子的痰、鼻涕是黄的，家长一定要配清里热的药物，直至清干净为止。大家灵活使用以后，会比我判断得更准确。

很多家长会给我发邮件，描述孩子的症状，我无法判断孩子体内真正的寒热比例是多少，家长不如直接找中医看诊。中医开处方，要在寒和热之间做平衡，我开方子之前，针对这个寒热比例就要观察很久，这个孩子的痰是什么样、舌头是什么样，而家长是最能发现这些问题的人。所以家长一定要掌握应对孩子寒热的药量比例。

千万不要认为孩子感冒是小事

这个阶段如果家长没有抓住，没有及时给孩子调理的话，后边的问题就多了，寒邪就会进入孩子身体里面，表里俱热了。如果家长抓住第一阶段、第二阶段，调理方向不搞错，基本上没有孩子会进入表里俱热阶段，就不可能发展成为肺炎。

那么调理方向是什么呢？就是寒和热，比如说孩子热证有什么表现？舌头变红、舌苔变黄、痰会变成黄色、脉搏会越跳越快、皮肤很热。只要发现孩子有这样的情况，就要清热，把热清掉以后，孩子的疾病便不会继续发展。

大家千万不要认为感冒是小事，因感冒而得肾炎的人很多，最后导致心肌炎的情况也很多。有的家长自以为懂了一些中医知识，去给孩子调理身体，最后小孩得了肾炎，都有蛋白尿了，红细胞那么多，还在给他温热，一旦出问题了，家长能负得起责吗？

我看到过有的孩子的肾炎迁延不愈，很多年都没好，我感到很悲哀，这个孩子长大以后，肾会受到很大折磨的。在感冒严重的阶段，在热证比较明显的第三阶段，大家最好请医生来负责调理，这样才比较稳妥。

如果孩子是单纯的发热，只要扁桃体没肿起来，不是嗓子疼、咽喉肿痛，就可以用小儿柴桂退热口服液。

小儿柴桂退热口服液是张仲景的一个方子——柴胡桂枝汤，也就是小柴胡汤和桂枝汤合起来。这个方子，治疗发热不退的效果特别好。

张仲景的这个方子治的是什么呢？就是当邪气在表，同时又开始侵入到半表半里，在太阳经和少阳经之间，这个时候就用小柴胡汤和桂枝汤两个方子合起来。我们这个小儿柴桂退热口服液就是根据张仲景这个柴胡桂枝汤调整而来的，它主要是提升阳气，同时往外清邪气。如果孩子是热证明显，出现发烧的情况，可以兼配点儿蒲地蓝口服液，就可以把发烧解了。

小儿柴桂退热口服液里有清热的药，也有散寒的药。其中桂枝、柴胡是散寒的，黄芩是清热的，白芍是滋阴的，这个方子是把第二阶段的散寒清热都合在一起了。

所以，孩子外感的第二阶段在散寒的同时要坚持清热，只要这个方向是正确的，孩子的病就不会再继续发展。

如果第二阶段家长没有把握住，继续发展了，孩子开始高热了，这个时候一定要去医院找大夫。

7. 一般孩子发烧，38℃以下不用找医生

我认为，一般孩子发烧，体温在38℃以下的，可以不找医生，家长只要正确运用前文介绍的方法，基本就能解决，很少碰到解决不了的，因为小孩发烧一般不可能特别严重。

有一种情况，家长在孩子发烧的时候一定要想到，那就是孩子有积食了，要配消积的药。好多孩子，一用上消积的药，马上就退烧。

往往，一般家长一看到孩子发烧就急了，晕了，忘了孩子吃了什么了。**所以，我反复提醒家长，在孩子发烧的时候一定要想一想，孩子发烧之前，到底吃了什么东西，是什么东西吃多了？**其实这个时候你真觉得孩子积食了，给孩子吃点儿消积食的药，烧马上就退。对此，我把它比喻为釜底抽薪。

实际上，孩子患任何疾病的时候，都要考虑他是不是积食，因为积食可能引起各种疾病，也就是脾胃功能失调会导致各种疾病出现。

我曾经碰到过好多这样的孩子，他们就是持续发烧，怎么治都治

不好。但这时候你观察孩子的舌头，只要一看到他的舌苔厚，加点儿消食的药就退烧了，这是中医的经验。当孩子发烧，体温在38℃以下时，家长只要学会正确用药，并考虑到积食的因素，准确用方，孩子的烧不会不退的。

总之，孩子发烧的时候，家长自己先不要慌。除非孩子烧到39℃，这就是高烧了，必须马上带孩子去医院。

如果孩子发烧在38℃以下，只要正确用药，这个烧就退掉了，只需针对感冒去治疗。因为退烧不是首要的，把外邪清掉，让身体恢复才是首要的。

8.孩子发烧烧到突然惊厥了，怎么办

有些妈妈最担心的就是小儿惊厥，问我："孩子感冒发烧烧到突然惊厥了，怎么办？"惊厥特别吓人，孩子惊厥时眼睛会向上翻，甚至抽搐。家长一看孩子抽搐，心都被揪住了，觉得孩子不行了，这对家长的打击特别大。

在孩子惊厥的时候，家长一定要记住。这时一定要赶紧到医院救治，一定要及时把孩子的体温降下来。

这时中医会配点儿什么呢？在用药治疗外感、清除外邪的同时，用羚羊角的丝，或者羚羊角的粉也行，配上一两克，然后煮水给孩子喝，煮三四十分钟就行，让他的热尽快散掉。

因为羚羊角是平肝息风、解毒的，配合治疗感冒的中药，或者其他的成药吃就行。把热邪解掉，孩子就不至于惊厥了。所以家长不要害怕，惊厥只是一个结果，跟打喷嚏一样。但是，要记得感冒好了之后注意补脾。

9. 冬、夏季节孩子突然发热，
可以给他喝乌梅白糖汤、酸梅汤

往往在冬、夏的时候孩子会出现突然发热的症状，这种发热是迅速的，原因就不是受寒了。发热后，孩子马上会嗓子疼，还有的孩子会小便短少，而之前并没有外寒怕冷、流清鼻涕等阶段症状。这在中医里叫"应寒反热"，也就是说，本来应该寒冷的天气，突然反常地变得很热，这会引起人体的失调。

这是因为冬天天气冷，本来不需要那么多津液运行，但天气忽然变热，孩子就会出大汗，身体无法适应这种突然的热，导致津液短少，防御部队到达不了防御位置，引起外邪入侵。

而夏天孩子突然发热，也与津液不足有关。因为夏天天气过热，人体出汗太多，导致津液不足，此时也会引起身体的防御部队到达不了指定的防御位置，引起外邪入侵，因而发热。这个时候发汗不起作用，因为津液没有了，再发汗，病就会越发严重。这个时候去湿也没有用，你没有湿气可去。

这个时候孩子最主要的症状是什么？小便短少，也就是孩子的尿量很少，绝对不是清长的。这就是体内液体不足了，液体足的话，尿才多。所以，在这种情况下，为了补充孩子的津液，可以用给孩子喝乌梅汤的方法来调理，用乌梅白糖汤来配合医生治疗。这种方法在中医里叫"酸甘化阴"。

去药店买大个儿的乌梅 4 个，然后和一两勺白糖煮水，大火开锅，小火煮烂，煮到乌梅特别烂了就可以喝了，乌梅白糖汤加点儿陈皮也行。喝完以后，能够迅速化津，补充孩子的津液。

其实，这个时候单纯地喝水，效果是不好的，因为从水到津液，还有一个吸收的过程，而中医的酸甘化阴，其实就是在帮助这种吸收。

你认为津液不足那就喝水吧，可你就算喝了 10 桶水，津液仍然会不足，因为水和津液不是一回事，水得经过人体脏腑的作用才能转化为津液。这个时候怎么办呢？中医就用酸甘化阴的方法，能够迅速把液体转化为津液。

乌梅能够迅速把液体转化为你的津液，只要喝下去以后，让体内的部队赶快运行，把外邪就顶回去了。**碰到尿量少，突然嗓子疼、发热的情况，喝乌梅白糖汤特别有效果。**

今年夏天，我有一次在南方突然嗓子疼、小便量少，我想这肯定不是外寒来了，因为没有流清鼻涕，怎么办呢？我到饭店问："你们有乌梅汤吗？"现在饭店夏天都备着乌梅汤，我吃饭的时候一直喝，喝完以后，嗓子就不疼了，非常迅速。

当然，并不是说所有的嗓子疼喝乌梅白糖汤都能好，大家一定要区分出来，有的嗓子疼是外寒引起的，有的是有热证，这些情况是不_____疼起来的时候才可以喝乌梅白糖汤，把津液补足，让气血正常运行。

这个方子是晚清民国的一个中医彭子益，在《圆运动的古中医学》里面推崇的。他说酸能够收敛肝经，把肝火敛下来，实际就是补充津液。

孩子很爱喝的酸梅汤，对治疗孩子突然发热也比较有效。家长要注意，如果孩子是像我之前讲的，有受寒引起发热的各阶段症状，就不要给孩子喝酸梅汤或者乌梅白糖汤了。

10. 夏天的时候孩子有热证，用三豆饮调理

配方： 黄豆 250 克、绿豆 250 克、赤小豆 250 克、白糖适量。

做法： 将黄豆、绿豆、赤小豆洗净浸泡至涨后混合磨成浆，加水适量煮沸，以白糖调味饮服，每日 2 次，早晚温热服用。

作用： 一边清暑热，一边利小便，解热毒效果很好。可以在感冒期间辅助调理。

夏天孩子有热证时，家长可以给他服用三豆饮来辅助治疗热证。

三豆饮的原料是绿豆、黄豆、赤小豆。绿豆是清暑热，往外清热的；赤小豆是解毒的良药，利小便，可以将热邪往外导；然后配黄豆，黄豆补脾，可以增加脾胃之气。这个三豆饮，就是在孩子有热证的时候使用的。

夏天孩子还容易有皮肤的问题，比如起湿疹之类的东西，尿是发黄的，这个时候，除了用各种我们之前说的解毒药（比如蒲地蓝口服液）之外，还可以给孩子喝三豆饮。

11. 夏天孩子发烧后长疹子怎么办

症状：夏天天热，孩子身上起了各种疙瘩，舌头是红的。

做法：可以给孩子喝金银花露清热解毒。

叮嘱：喝一两天就行了，不用多喝；金银花露各个药店都有卖，是像饮料一样用瓶装的，很好喝，带点儿淡淡的甜味。

金银花露，主要解决孩子夏天外感过后有热毒的问题。

有一个妈妈在微博上问我："孩子发烧到了尾声，身上起了很多红疙瘩，怎么办？"

其实夏天的时候孩子会起各种各样的疹子，怎么办呢？家长们注意观察，只要是热证引起的，也就是舌头是红的，就可以给孩子用金银花露。

金银花露是由金银花蒸馏而成的，药性清轻，很平和，有清热解毒的作用。夏天天热，小孩起了红色的各种各样的皮疹，尤其是感冒透发的皮疹，用它就可以把没透发干净的热毒发出来，非常有效。

因此我就把方子告诉这个妈妈，后来她给我留言说，孩子喝了金银花露之后，第二天就好了，红疙瘩全退了，特别开心。这就是金银花露的作用。

家长千万不要认为，既然这个东西好，我就把它当饮料给孩子喝，喝上 2 个月——这是不行的，喝那么一两天，把热毒解出来就行了。

12. 雾霾天孩子易患寒湿感冒，
　　藿香正气水有奇效

症状：受寒湿引起的感冒。

做法：1. 喝藿香正气水。

　　　　 2. 用藿香正气水沾湿棉球，贴到肚脐上，然后用四周都有黏性的创可贴覆盖，药物可以直接通过脐部作用到体内。

现在的气候与以前不一样了，大家知道 2008 年之前的北京和之后的北京完全不同，气候变化非常大。北京以前都是风沙，沙尘暴严重，空气干燥得很。而现在的北京湿气比较重，我从东北来，一到北京就出汗，很不适应，到了广东就更不适应了。湿气特别重的地方，就涉及另外一种类型的感冒，寒湿感冒。

在上一本书《让孩子不发烧、不咳嗽、不积食》里，我讲的受寒感冒很简单，大家只要抓住第一阶段、第二阶段，及时处理，基本上都能解决。

但是现在治疗感冒更多的要考虑湿气的影响，所以凡是孩子在有雾霾的时候得了感冒，我一定在药里加上去湿的藿香正气。虽然雾霾到底有什么成分我们还不清楚，但是它的载体一定是湿气，所以把湿去掉，就能够帮助孩子恢复。

在给孩子和自己调理身体的时候，我们一定要考虑到人是自然界的一部分，跟自然界是一体的，自然界会影响我们的身体。

大家想想，夏天的时候天气特别热，湿气重，而我们吹的空调寒气重，两个合起来就是寒湿；冬天的时候，雾霾是湿，天气又冷，合起来又是寒湿，所以一年四季，基本上寒湿都是侵犯我们身体的主要邪气。

有一个著名的中医叫张宝旬，他就推荐用藿香正气水贴肚脐退烧。这个方子治疗寒湿感冒效果很好，但为什么几乎所有人用了都见效？因为寒湿引起的感冒太多了，我觉得基本上占现在感冒的百分之七八十。

现代人一是环境导致的外湿重，二是脾气不足导致的内湿重，内外湿结合在一起，就更容易感冒了。因为湿气会占据气血运行的通道，相当于大量没用的车在消防车要经过的道路上堵着，所以当着火的时候，消防车就过不去。这个时候去湿气就很重要了。

这个时候怎么办？用藿香正气水。张宝旬老师告诉大家，用藿香正气水沾湿棉球，贴到肚脐上，然后用创可贴覆盖，用什么样的创可贴呢？用四面都绷上的创可贴效果最好，贴上以后，一晚上烧就退了，药物可以直接通过脐部作用到体内。

孩子脐部的吸收功能是很强的。如果给孩子喝藿香正气水的话，效果会更好，但孩子有可能不接受这个味道。

霍香正气水为什么对寒湿感冒有用呢？因为霍香正气水（丸）中，有很多芳香燥湿的药物，具有振奋阳气的效果，可以去除寒湿，而霍香正气水对上焦有效，对治疗孩子恶心呕吐、头疼发烧等症状，效果特别好。而栓剂、丸、胶囊对腹泻起作用。

在我讲的孩子外感发烧的几个阶段里，如果用了前面讲的方法没有效果，而且室外雾霾严重，就要加上霍香正气水。可以用霍香正气水来泡脚、贴肚脐，或是把霍香正气水兑到水里面，给孩子洗澡。

我在梅雨季节到上海出差讲课，就是没病也要先吃一点儿霍香正气水，为什么呢？湿气太重了，南方的被子都是湿的。家长要记住，霍香正气水对寒湿感冒非常有效。

除了霍香正气以外，十滴水也比较适合湿热引起的疾病，特别是有湿疹的情况。

十滴水和霍香正气比较像，但一般都是外用。十滴水可以在孩子刚起湿疹的时候用，可以滴一点儿在孩子起湿疹的地方，之后要去洗掉。因为芳香去邪、芳香去秽，洗澡的时候给孩子在有湿疹的地方滴上几滴，能把污浊的东西去掉，对去湿解毒也有作用。

十滴水和金银花露又不一样，金银花露是纯粹有热的时候才用的，而十滴水则是在湿毒的情况下才能使用。

13. 外感引起的咳嗽，分清阶段调理才有效

孩子刚刚受寒时咳嗽的调理方法

很多家长关心的问题都是咳嗽，大家要记住，孩子的咳嗽是完全跟着外感走的，咳嗽是外感带来的一个症状，不要把咳嗽当作病去治，它和打喷嚏一样是一个症状。那么咳嗽既然是外感带来的，我们就要用外感的理念去分析咳嗽的情况。

外寒阶段的咳嗽是因为受寒导致的居多，寒风一吹到，孩子容易呛咳，这种咳嗽怎么办呢？要用各种方法散寒。煮紫苏叶水，泡点儿陈皮，泡点儿橘子皮都可以。在没有橘子的季节，可以去卖高档水果的商店，买进口的橘子。

我做过尝试，有一次在做烤橘子的时候，我买的是泰国的橘子，结果药性比我们的还要大，效果很好。

买橘子皮泡水，或者配点儿紫苏叶都可以。这个阶段给孩子吃烤橘子最有作用，基本一个晚上就能把咳嗽解决掉，而且它还有帮助身体温暖起来的作用。刚刚受寒时就可以用这个方法，效果非常好。

孩子外寒里热阶段咳嗽的调理原则

如果孩子的病情在外寒阶段没有被控制住的话，会进入外寒里热阶段，这个阶段的调理原则是什么？只要孩子有黄痰，就要在散寒的同时清里热。这个时候家长最大的问题是，看不到痰怎么办？看不到

痰就要会听声音，如果孩子咳嗽的声音是在胸腔里面发出的，那很可能是有里热的，因为外寒导致的咳嗽基本都在喉部。

经常有这样的情况，孩子一点儿痰和鼻涕都没有，但是能听到他咳嗽的声音在胸腔里面。这个阶段非常重要，一定要在散寒的同时清里热。清到什么时候？要把里热彻底清掉为止，否则的话，邪气会一直在孩子身体里面，会有问题的。大家要在外寒里热阶段把里热彻底清掉。

清里热、治咳嗽的药主要有什么呢？如果方子里有浙贝母、枇杷叶的话，那么基本上这个方子就有清里热的功效了。浙贝母和枇杷叶有清里热、化痰热的作用。

一般来说，我们很少在外感的时候用川贝，用浙贝母比较多。有很多中成药是治疗孩子咳嗽的，我们一定要选里面有清热成分的才行，还要适当配点儿解毒的药，包括双花、连翘、黄芩、蒲公英等。

只要成分里有这些药，就能够清里热。一定要彻底把里热清干净，否则的话，咳嗽就会缠绵不愈。有的孩子咳嗽好几周，还有痰音，这就是没把里热清彻底。大家一定要记住，用药到什么时候为止？只要孩子胸腔里面没有痰音就可以了。

孩子在外寒内热阶段咳嗽，不要乱用补药

家长会出现的最大的问题，就是在孩子外寒内热阶段乱用补药。当孩子一咳嗽，整个胸腔都会共鸣的时候，家长就给他吃怀山药了，但怀山药是补药，这个阶段用就错了。

大家一定要记住，这个阶段不要乱用补药，一定要把外邪清干净再用。中医讲究在没清干净体内邪气时不要乱用补药，即使补也要加

一点儿清外邪的药，为什么？要防止炉灰中有余烬，让邪气死灰复燃。

还有的家长在外寒里热的阶段，邪气还盛时，就给孩子服用川贝枇杷止咳露等药，这些药滋补的成分多，此时用并不合适。

孩子咳嗽的第三阶段可用止嗽散泡脚

里热清出来以后，邪气又到了嗓子，孩子会有呛咳，这个时候仍要散寒。我们中医散寒的止咳药有什么呢？有紫菀和款冬。家长看到某个药的成分有紫菀和款冬，就是散寒的。到这个时候，可以用我给大家开的方子，叫"止嗽散"，用这个泡脚就可以把寒散掉。

配方：荆芥 3 克、陈皮 6 克、桔梗 6 克、白前 6 克、紫菀 6 克、甘草 6 克，这是 5 岁以上孩子的量。

做法：熬水，开锅后煮 10 分钟即可，然后将药汁兑入温水，给孩子泡脚。每天泡 2 次，每次泡 15 分钟。一般连用两三天即可。

叮嘱：此方必须是在孩子感冒痊愈的情况下使用，如果孩子仍在感冒，则不能用这个方子。有的时候，孩子还在感冒，家长就急于使用此方，这是没有效果的。记住，一定是在仅剩余一点儿咳嗽的时候才可以用。

还有一些简单的散外寒方法，用紫苏叶、陈皮、橘红泡水喝都可以，烤橘子吃也可以。

14. 燥邪引起的咳嗽，吃川贝炖梨

咳嗽还有由燥邪、热邪引起的。燥邪咳嗽的症状是痰特别黏，有的时候还会带血丝；也可能并没有痰，这个时候孩子的舌头是红色的，口腔干燥，咳嗽是一声一声的。

这种咳嗽一般都是在很干燥的情况下发生的，比如夏天天很热的时候，或是冬天天气突然变热、暖气很热的时候，所以叫燥邪。

这不同于我们讲的因外感引起的咳嗽，更多是因为天热，孩子津液不足，或者是阴虚所致，这个时候可以用川贝炖梨，润燥效果特别好。

配方：川贝粉 3 克、白梨 1 个。

做法：1. 把白梨的上端切开，挖去梨核，放入川贝粉，然后盖上。

2. 把梨放入碗里，添些水，放入蒸锅内隔水蒸 30 分钟左右。

3. 最后，把碗拿出放温，吃梨喝汤。

还有一种情况是感冒后，只剩一点儿症状时，也会有燥咳的情况发生。这个时候也可以用川贝炖梨。这时的燥咳，是因为经过一场感冒后，孩子体内没有液体了，津液不足，就会引起咳嗽。

需要注意的是，有些家长在孩子的外邪还没清掉的时候，在孩子还发烧、痰黄的时候，就想用这个方法，这是不对的。一定要先把感冒治好，等痰彻底不黄了，烧也退了，孩子感冒都好了，只剩下一点儿咳嗽的时候才能用川贝炖梨。

15. 家长分不清孩子咳嗽的寒热时的调理方

很多家长在孩子咳嗽的时候，还是分不清楚寒热，有的家长可能就不敢下手，有的可能用错了方法，导致孩子的病越来越严重。其实家长在没有把握辨证的时候，可以用试的方式来治。中医在判断不清时会使用这种方法，叫"试病法"。

家长因为不知道怎么试，所以就一点儿都不敢试，其实没事儿，因为都是食疗方，很安全。不过"试病法"需要家长一步一步来。记住先试热性的方子，后试寒性的方子，就是先用热性的方子试一下，看有没有效，如果有效，我再加大剂量就好，这是一个技巧。

如果孩子咳嗽本身就是寒咳的话，家长再用寒性的方子，容易把邪气闭在身体里面。而先试热的，让人体温热总是没错的。即使津液伤了，我们也能立即补救回来，但是阳气伤了，就不好补救了，先试热性的方子就是基于这样的原理。

当然如果你一下子就发现孩子的舌头红了，那你直接用清热解毒的药或者川贝炖梨就可以。我们说的是在家长实在判断不清楚的情况下，可以采用"试病法"。

举例来讲，就是先用烤橘子这个方法，如果没效，再用治疗寒热错杂的花椒炖梨，还是没效，最后用川贝炖梨。

家长可以每种方法用一次，只要对症，这些方法一次即可见效，如果一次没有见效，再用下面的方法，就可以解决孩子的咳嗽问题。

最后一招就是喝干怀山药煮的水。好多孩子持续咳了 2 个月，一喝山药水就好了。

这是为什么？因为咳嗽到了 2 个月以上，体内的邪气早就没了，只剩下脾胃不足了，所以有一点儿邪气入侵，不管什么刺激，孩子都会都咳嗽，这时候就要用怀山药给孩子煮水喝，把脾胃补好了，孩子自然就不咳嗽了。

我在前文也讲过，这个怀山药一定要是药店卖的那种干的、疙疙瘩瘩的精品，抓一大把，30 ～ 50 克，熬水给孩子喝，每次喝水就喝这个水，连用 2 天，很快就会好。

其实家长在试病的过程中也不是毫无根据地试，而是边观察边试。我们先看孩子舌头的颜色，舌头颜色是浅浅的，不是特别红的，这个时候有寒邪的可能性很大，就用烤橘子。

而你发现孩子的舌头是红色的、口腔干燥，就用川贝炖梨。还要注意配合外面的天气，家长要知道这几天的天气变化，如果是变冷，就是受寒了，就用烤橘子。如果天气特别热，或者冬天时家里有暖气，干燥得不得了，就要用川贝炖梨。

但是超过 1 个月以上，到 2 个月了，孩子的咳嗽还没好的话，一定是脾胃的原因，这个时候只有补脾胃才能抵御邪气。家长要学着去判断这些。基本上用了这几招，一般都能解决孩子的咳嗽。

第 **5** 章

不修好自己的心，
孩子一定爱生病

　　我一直和大家讲，中医方法都很简单，
家长学会之后会比我还要厉害，在日常生活中
就能用得炉火纯青。当然，更重要的还是用
心，我们现在就缺少这个东西。

1. 把养心的内容传递给孩子
是你一辈子要做的事

我一直和大家讲，中医方法都很简单，家长学会之后能比我还要厉害。因为家长学会了，在日常生活中把方法用得炉火纯青，都能比我用得好。更重要的还是用心，这个太重要了，我们现在就缺少这个东西。

我经常在想，我们这一代，自己都没有机会学习养心，因为没有任何养心的体系。好多家长在社会上闯荡，最后得到一套什么样的价值观呢？弱肉强食，互相争斗。这种斗的结果是什么呢？你会有很多负面情绪，回家后会把这些全带给孩子，所以孩子就会生病，这是孩子的一大病因。所以家长一定要在养心上下功夫，要去学，要去传播，养心的内容学得好不好，决定了你的孩子幸福不幸福。

即使你顿顿给孩子吃有机食品，控制的量也很好，但是你没教给他养心体系，而且自己的情绪焦虑，这个孩子依然是不健康的。为什么呢？**因为相由心生，你所看到的整个世界，你周围的一切，到底呈现什么色彩，是阳光还是阴郁，都是由心态决定的，所以给孩子养心是最关键的，家长要在这方面加油。**

我告诉大家，不要小瞧日常育儿中的任何一个瞬间，就像第1章那个相声演员讲的故事，可能你平时都做得很好，但就是一次不经意的对孩子的某种行为，可能就会让孩子从此病一辈子！我现在在街头偶尔遇到的很多孩子，说实话，我在旁边都没有办法出手帮他，只能干着急。我看着孩子的举止状态，知道他一定会病的。为什么呢？他父母压根儿不知道这个状态是不正常的，孩子当然更不知道，最后一定会导致心态失衡，身体生病。所以各位家长一定要警醒。

2. 要想孩子不生病，首先家长要养好自己的心

我一直强调，要养好孩子，家长首先一定要养好自己的心。但是现在，很多家长可能也会想要养心，但不知道怎么来养心。

其实，要养好孩子，不仅是父母需要提高，家里面的老人也需要提高。因为老人的育儿观念往往跟孩子的父母不一样，他们的育儿观念可能对自己的儿子、女儿没有问题，但放在自己的孙子辈身上就变了。

什么是隔代亲？对老人来说，就是对孙子无以复加的喜欢，没有任何条件的喜欢。但这种喜欢有时会变成溺爱，无助于孩子的成长。有时候孩子父母也知道溺爱是不好的，但是犟不过老人。所以养心首先从孩子的爷爷奶奶、姥姥姥爷开始，因为他们坚持了一辈子的育儿观念需要改变，所以我觉得老人一定要坚持学习。

那么，该如何调整老人的心态呢？我觉得老人是比较难以改变的，有的时候，你讲了半天的道理，似乎她当时明白了，但是一转身，就全部都忘记了。那么，该怎么办呢？我推荐刘善人（刘有生）的书，

他的书老人特别能够听进去。年轻人不一定都能听得进去，但老人一定能，因为刘善人讲话的氛围跟老人相近，讲的内容老人都熟悉，比如说农家的什么事，老人一听就很熟悉。所以老人觉得他讲得很实在。我建议老人平常多看刘善人的书或者光盘，多看一看，内心就会改变，心就会更善良一些。

我曾经看过一个新闻：奶奶带一个孙子上公共汽车，孙子十来岁。结果有一个座位，别人给奶奶让座了，奶奶马上让孙子坐，然后奶奶跑到一个女大学生的座位边，要求她让座，这女孩很困惑，为什么要让我让座呢？老奶奶很气愤："你看老人站在边上也不起来让座？"女孩说："你有座，你让给孙子了，为什么你孙子不给你坐呢？"后来网络上热议此事，这个女孩子说："我就是气不过，有人把座位让给你，你又让给孙子。结果孙子一直玩手机，一点儿都没想到让奶奶坐一下……"最后记者采访在场的人，很多人支持这个姑娘，说确实不应让，因为老人溺爱孙子。

老人是什么心态？就是"我的孙子是最好的，我要把一切资源给我孙子"。用这种想法带出来的孩子，今后一定是"一切都要围绕我自己转"的心态。可是走上社会如果没有人围着你转，你的心态就会失衡，会跟自己较真、跟家人较真。所以越是这样惯孩子，孩子长大跟家里、跟周边的冲突越大，因为这个气没有地方发，这种冲突就会导致身体出现问题，调整起来很难。

所以我建议，养孩子的家长一定要先养好自己的心，要从老一辈开始，再到子一辈、孙一辈。

老人任重而道远。如果家是一棵大树，老人就是大树的根。只有根的养分足了，上面的树叶才能嫩绿、才能好。如果下面的养分不足，老人的心态偏颇，天天较真，这个树叶一定会黄，家里的气场也会有问题。

3. 一定要求孩子"事虽小，勿擅为"

我现在看到大量的家庭问题，包括我微博里面，比如婆媳关系不好——儿媳生了一个女孩，婆婆就不甘心，就天天跟儿媳愁眉苦脸地斗争；有的婆婆是强行按照自己的方式带孙子，不听儿媳的……我觉得在这样的家庭里，孩子的身体一定会出问题。

在此，我给大家推荐一些书，比如《弟子规》，父母学就可以了。因为《弟子规》不是给孩子写的，是父母一定要学的，父母学完以后要做给孩子看。

《弟子规》里面的道理，如果父母没有理解，让孩子再怎么倒背如流也是没有用的。

很多人往往人云亦云，认为《弟子规》里讲的都是什么封建社会的东西，殊不知里面讲的是至今为止都可以让人受益匪浅的做人之道，堪称一部伟大的人生积极心理学，在生活中的方方面面都能用得上。

比如说《弟子规》中说的"事虽小，勿擅为"，对我们教育孩子就有很深远的指导意义。

"擅"，《说文解字》解释得很简单，就是"专"的意思，有自作主张、自己掌握把控的含义。这里来看，"事虽小，勿擅为"，首先要考虑的，是家长与孩子的关系。

家长要养育孩子，这个"养"字今天还算容易，吃饱穿暖，基本上可以算是养了，但是这个"育"字，学问可就大了，要教育孩子，培养他的性情等；而孩子的主要任务就是学习，很多日后生活的知识和技能，就是在小时候习得的。

家长的教育会涉及孩子的方方面面，事无巨细，家长都要教给孩子，千万别嫌烦，不教还真不行。此时，孩子做事要尽量向家长学习，不要自行去处理，要随时有大人指导监督才好。

有的家长就是搞不清楚养育孩子的尺度，一味宠溺孩子，导致孩子"擅为"太多。比如，孩子吃饭，想吃就吃，不想吃就不吃，家里吃饭的节奏完全跟着孩子走；孩子想吃什么，就给做什么，要先问："宝贝，今天想吃什么啊？"然后再做。其实饮食是大人决定的，大人根据营养成分来搭配，不能完全听孩子的，孩子会按照自己的口味走，可是这样往往对健康不利，所以在很多这样纵容孩子的家庭里，孩子最后往往身体不好，就是这个道理。

纵容孩子，往往会让他丧失做事的协调能力，因为孩子觉得一切都是为他准备的，他不需要考虑别人，这是被培养出来的"擅为"的本能。那么，当他长大了，做事也会很少考虑他人，这样的人，在单位能受欢迎吗？很多家长说，他长大了就会了。其实，小时候形成的思维惯性，还真可能就改不过来，不信我们打赌，问题是：您敢拿您的孩子打赌吗？

如果他在单位不受欢迎，他自己情绪也会出问题，肝气不舒，最终引起身体的诸多疾病。所以很多健康问题，看似身体的简单失调，却很可能根植于童年时期的教育。

4. 一定要让孩子懂得
"身有伤，贻亲忧"的道理

其实，《弟子规》里面讲的很多事情，就发生在我们身边，就在我们的日常生活中。

比如"身有伤，贻亲忧"这句话，讲的是：作为儿女的，要注意保护自己的健康，尽量不要让自己生病受伤，如果自己的身体受伤，那父母一定会担忧。

对于此话，我真是感受太深了。

有一次五一的时候，我陪父母、妹妹到一个大型的购物广场玩，大家都很开心。到中午了，看到了一家自助餐厅，里面人气爆满，大家都说很久没有吃自助餐了，我一听，立刻说，那就吃吧！

其实，我很反对吃自助餐，为什么呢？因为可能会导致脾胃失调。有朋友会问，吃自助餐怎么可能会导致脾胃失调呢？各位可以想想，我们中国人都是抱着什么样的心态吃自助餐的？估计基本上都是想吃"回本"，要把本钱吃回来，甚至还要赚才好呢，于是有人甚至饿两顿去吃，吃得撑不下了再出来。所以人们夸张地说这是"扶着墙进去，扶着墙出来"，这样吃，脾胃就会出问题。

当然，吃的时候比较开心，因为食物种类很多，我不知不觉就吃多了。其实，每个人都有欲望，关键是知道如何诱发欲望，如何控制欲望。我一般拒绝自助餐，是因为我自己也容易控制不住食欲，这次因为与家人在一起，很开心，结果就吃多了。回来后开始难受，不知道是吃什么食物吃出的问题，晚上开始腹泻，大便像水一样，腹痛如同刀绞般难受，同时开始发烧，最高烧到 38℃。

虽然我母亲也觉得这天晚上睡觉不踏实（这叫胃不和则卧不安），但是没有这么严重的反应。我确实是病了，这种情况，我自己判断是寒湿导致的胃肠型感冒，同时有些秽毒侵袭，所以给自己配了藿香正气水，兑入温水，半天喝了 4 瓶。同时用了三九胃泰，这个三九胃泰有解毒祛湿的作用，同时可以行气止痛，因为此时寒热错杂，所以两者并用。

当时，我身体非常难受，几乎无法吃饭，一点儿力气都没有。我母亲无比焦虑，她不断找各种方法帮助我。她把一个腰部的加热理疗仪拿出来，接上电源，让我保持腹部的温暖，把被褥铺好让我休息，又给我去熬山药粥。尽管我一再告诉她别忙了，但是，她还是忙来忙去。后来我躺在床上，看着母亲焦虑的状态，看着她老迈的身躯走来走去，看到她的脸上充满了焦急，好像瞬间老了几岁，我心里真是后悔，自己怎么会控制不住地乱吃？我是搞医学工作的，自己应该最懂得这个道理了，可是，一个细节不慎，就让自己如此遭罪，也让母亲如此担心。

还好，因为及时用药，所以第二天起床，我的身体就基本恢复了。我发了个微博，希望把我的惨痛经历告诉大家，让大家别犯类似错误。

这事儿，很快就过去了，但是这次给我的教训很深。**这件事让我了解到：千万别以为健康只是自己的事，它事关你的家人。**

我们的家庭，是一个整体，家庭成员之间互相关爱，构成了家庭的温暖气氛。尤其是父母，对孩子的关爱无微不至，他们每天都希望孩子能健康成长，不受到伤害。我不在家的时候，母亲每天早晨起来，都要在佛像前焚香，乞求佛菩萨保佑我和妹妹一切平安，这就是家长的心。

　　此时，如果我们身体受伤，则父母一定心急如焚，焦急万分，这就给他们平添了痛苦，这是我们强加给父母的，我们不应该这样做。

后记

"让孩子不生病"比
"孩子生病后如何治"更重要

这本书里面，我要特别强调的是，对于家长来说，养心的功夫更为重要。

现在，很多家长往往追着我要方子，让我特别苦恼。其实方子也是会用完的，如果你追着感冒去治，即使把一万个感冒都清除了，也不算有本事，但如果你能让孩子一次感冒都不得，那才是本事呢。

实际上孩子的很多病，都是因为家长心态的失衡，再加上家长对这方面又不学习导致的。我问过不少的家长，发现大家都不学养心："为什么调整心态？""心态有什么重要的？""给孩子点儿压力好，没事儿的，时间长了，他自己就忘了。"——其实孩子不会忘的，一旦给孩子的心理造成创伤，坏的根源就埋下来了，长期下去就会导致孩子肝气不疏，引起各种病症。

其实你在养育孩子的时候，你的举止、你的理念的不正确，一定会引起孩子的疾病。实际上买书来养育孩子的家长，都是有慧根的，大家还是希望能调整好孩子体质的。所以我觉得家长要是重视孩子的身体，就一定要先从自己开始养心。当你一时没有防住，孩子的身体出了点儿问题的时候，再用书里的一些养生方法。

家长还要注意一个误区，不要认为养生的方法好，比如吃山药，就让孩子吃一辈子，天天给他吃，孩子就健康了，其实不会的。如果你真的坚持吃几年山药，就会发现自己黑瘦黑瘦的。

我曾经见过这样的例子，家长认为给孩子吃怀山药好，从一两岁就开始给孩子吃，结果导致孩子黑瘦。为什么呢？因为你总拿东西来补孩子的脾胃，他的身体就会觉得营养是从外来的，你一停补药，他的脾胃马上就弱了，所以不能总是吃补益脾胃的药物。比如说，当你开车上坡的时候，轰点儿油门就过去了，但你不能一直轰油门往前跑，过去以后，你要放松油门，让它自己往前跑就可以了。

我们讲的所有养生方法，都是弥补过错。而有一个好的喂养理念，就不会有过错。你让孩子多接触大自然，能吃粗茶淡饭，不过度吃洋快餐、肥甘厚味，让孩子心态乐观地对待周边的一切，这样的孩子就少得病，而且他的身体会特别健康，特别好。将来长大以后，他会幸福，并发自内心地感激你。

如果不是这样，你现在能防住孩子一次两次的感冒，但等他长大了之后，还会不断感冒，你能跟着孩子一辈子吗？所以一定要让孩子自己身体健康起来，这是我的理念。所以这个话我要反复和大家讲，不然大家恐怕认识不到它的重要性。

感恩当归中医学堂的专家们！

感恩大家阅读这本小书，希望她能为你和孩子真的带来一点点帮助！

罗大伦

2014 年 9 月 9 日

附录一

调理小儿脾胃的中成药参考

❖ 大山楂丸

【适应证】用于食积内停所致的食欲不振、消化不良、脘腹胀闷。

【主要成分】山楂、六神曲（麸炒）、麦芽（炒）。

【功效】开胃消食。

【用法用量】口服。每次 1～2 丸，每日 1～3 次，小儿酌减。

【药理作用】大山楂丸是最常用的消食导滞的药物，主要成分是大山楂，主要作用是消除肉积，对于肉食吃多的孩子，具有非常好的效果。

❖ 健胃消食片

【适应证】用于脾胃虚弱所致的食积，症见不思饮食、嗳腐酸臭、脘腹胀满；消化不良见上述证候者。

【主要成分】太子参、陈皮、山药、麦芽（炒）、山楂。

【功效】健胃消食。

【用法用量】口服，可以咀嚼。每次 3 片（0.8 克／片），每日 3 次，小儿酌减。

【药理作用】这是个比较全面的化积与扶正兼顾的方子，可以在孩子因为积食而患外感的时候，配合治疗外感的药物使用，也可以在平时孩子积食的时候使用。

❖ 小儿化食丸

【适应证】本品用于食滞化热所致的积滞，症见厌食、烦躁、恶心、呕吐、口渴、脘腹胀满、大便干燥。

【主要成分】六神曲（炒焦）、山楂（炒焦）、麦芽（炒焦）、槟榔（炒焦）、莪术（醋制）、三棱（制）、牵牛子（炒焦）、大黄。

【功效】消食化滞，泻火通便。

【用法用量】口服。周岁以内每次1丸，周岁以上每次2丸，每日2次。

【注意事项】服用前应除去蜡皮、塑料球壳。本品可嚼服，也可分份吞服。这个方子的力道比较猛烈，对于积滞严重的情况，可以使用，尤其是积食导致大便不通畅的时候用，效果更好，但是这个方子在轻微的积食的时候，不要轻易使用。

❖ 小儿化食口服液

【适应证】用于小儿胃热停食，脘腹胀满，恶心呕吐，烦躁，口渴，大便干燥。

【主要成分】山楂（炒焦）、神曲（炒焦）、麦芽（炒）、槟榔（炒焦）、三棱（麸炒）、大黄、蓬莪术（醋制）、牵牛子（炒）。

【功效】消食化滞，泻火通便。

【用法用量】口服，3岁以上每次10毫升，每日2次。

【注意事项】与小儿化食丸可酌情取舍。

❖ 小儿消积丸

【适应证】用于小儿各种停食积滞，脘腹胀痛，面色萎黄，身体瘦弱。

【主要成分】槟榔、香附（醋炒）、牵牛子（炒）、大黄、巴豆霜、枳壳（麸炒）、厚朴（姜制）、青皮（醋炒）、三棱（醋炒）、莪术（醋煮）等十四味。

【功效】消食导滞，理气和胃，止痛。

【用法用量】口服。1～3个月每次5丸，3～6个月每次10丸，1～2岁每次30丸，3～6岁每次50丸，7～12岁每次80丸；每日2次。

【注意事项】虚弱，滑泻，外感者均忌服，如服药后大便泻次过多，食欲不振，应立即停药。这个方子对严重的积食导致的小儿腹胀，尤其是肚子疼痛的，效果较好，但是力道比较大，所以要慎重使用，最好请医生指导使用。

❖ 肥儿丸

【适应证】用于小儿消化不良，虫积腹痛，面黄肌瘦，食少腹胀泄泻。

【主要成分】肉豆蔻（煨），木香，六神曲（炒），麦芽（炒），胡黄连，槟榔，使君子仁。

【功效】健胃消积，驱虫。

【用法用量】口服，每次1～2丸，每日1～2次，3岁以内小儿酌减。

【药理作用】这个方子也具有消除积食的作用，但是更主要是用于调理肚子里有肠道寄生虫的情况，因此要在医生的指导下使用才妥当。

❖ 小儿七星茶

【适应证】用于小儿积滞化热，消化不良，不思饮食，烦躁易惊，夜寐不安，大便不畅，小便短赤。

【主要成分】薏苡仁、稻芽、山楂、淡竹叶、钩藤、蝉蜕、甘草。七味药制成，故名七星茶。

【功效】开胃消滞，清热定惊。

【用法用量】口服。每次 20 毫升，每日 2 ~ 3 次。

【药理作用】山楂，消食健胃（君药）；谷芽，清热除烦（君药）；薏苡仁，利尿化湿，健脾胃（臣药）；淡竹叶，利小便（臣药）；钩藤，平肝息风（佐药）；蝉蜕，疏水透疹（佐药）；甘草，补肝益气，清热解毒，调和诸药（使药）。此方对于儿童因为积食导致的情绪异常治疗效果较好。

❖ 婴儿素

【适应证】主要用来治疗婴儿消化不良、乳食不进、腹胀、大便次数增多。

【主要成分】白扁豆（炒）、山药、白术（炒）、鸡内金（炒）、川贝母、木香（炒）、碳酸氢钠、牛黄。

【功效】健脾、消食、止泻。

【用法用量】口服，1～3岁每次1～2袋（0.5克/袋），周岁以内每次半袋，每日2次。

【注意事项】

适用于大便次数增多，粪质稀气臭，含有未消化之物，乳食少进的患儿。可用温开水调成糊状后服用，也可用奶其服。

【药理作用】此方对于脾胃虚弱引起的积食效果较好，主要对象是婴儿。

❖ 四磨汤口服液

【适应证】用于婴幼儿乳食内滞症、食积症，症见腹胀、腹痛、啼哭不安、食欲缺乏、腹泻或便秘。

【主要成分】木香、枳壳、乌药、槟榔。

【功效】顺气降逆，消积止痛。

【用法用量】口服。新生儿每次3～5毫升，每日3次，疗程2天；幼儿每次10毫升，每日3次，疗程3～5天。

【注意事项】

冬天服用时，可将药瓶放置温水中加温5～8分钟后服用。儿童、年老体弱者，有高血压、心脏病、肝病、糖尿病、肾病等慢性病严重者应在医师指导下服用。患儿如腹胀腹痛或哭闹不安较重者应及时去医院就诊。

【药理作用】此方是用于调理因积食引起明显的气滞的情况，一般儿童普通积食不会用到，但如果是长期积食，则可以在医生的指导下使用。

❖ 小儿复方鸡内金散

【适应证】用于小儿因脾胃不和引起的食积胀满，饮食停滞，呕吐泄泻。

【主要成分】鸡内金、六神曲。

【功效】健脾开胃，消食化积。

【用法用量】口服。小儿每次 0.5 克，每日 3 次，周岁以内酌减。

【药理作用】这是一个比较平和的消积方子，治疗儿童因饮食过饱而出现的积食，效果不错。

❖ 小儿消积止咳口服液

【适应证】用于小儿食积咳嗽属痰热证，症见咳嗽，以夜重，喉间痰鸣，腹胀，口臭等。

【主要成分】山楂（炒）、槟榔、枳实、枇杷叶（蜜炙）、瓜蒌、莱菔子（炒）、葶苈子（炒）、桔梗、连翘、蝉蜕。

【功效】清热理肺、消积止咳。

【用法用量】口服。周岁以内每次 5 毫升，1～2 岁每次 10 毫升，3～4 岁每次 15 毫升，5 岁以上每次 20 毫升，每日 3 次，5 天为一疗程。

【药理作用】积食会引起外感咳嗽，如果咳嗽属于热证，同时伴有积食，可以使用此方。

附录二

孩子可以经常吃的补脾食物参考

补脾食物	中医药性	营养价值
粳米	《千金方·食治》："平胃气，长肌肉。"	粳米中含有大量蛋白质，所含的人体必需氨基酸也比较全面，还含有钙、磷、铁及B族维生素等多种营养成分
薏米（薏苡仁）	《本草纲目》："健脾益胃，补肺清热，祛风胜湿。"	含有丰富的蛋白质、碳水化合物、脂肪、氨基酸、维生素、钙、磷、镁、钾等，还含有薏苡素、薏苡酯、薏苡醇
西米（西谷米）	《药海本草》："主补虚冷，消食。"《柑园小识》："健脾运胃，久病虚乏者，煮粥食最宜。"	西米含88%的碳水化合物、0.5%的蛋白质、少量脂肪及微量B族维生素
南瓜	《本草纲目》："补中益气。"《医林纂要》："益心敛肺。"《滇南本草》："横行经络，利小便。"	含有淀粉、蛋白质、胡萝卜素、维生素B、维生素C、瓜氨酸、精氨酸、胡芦巴碱、腺嘌呤、葡萄糖等，还含有丰富的矿物质如钾、磷、钙、铁、锌、硒等
熟藕	《本草经疏》："藕，生者甘寒，能凉血止血，除热清胃……熟者甘温，能健脾开胃，益血补心，故主补五脏，实下焦，消食，止泄，生肌，及久服令人心欢止怒也。"	富含淀粉、蛋白质、维生素B、维生素C、过氧化物酶、碳水化合物及钙、磷、铁等多种矿物质

补脾食物	中医药性	营养价值
山药	《本草纲目》："益肾气，健脾胃，止泻痢，化痰涎，润皮毛。"	山药的主要成分是淀粉，其中的一部分可转化为淀粉的分解产物糊精。山药所含的热量和碳水化合物很少，蛋白质含量较高，山药具有很强的黏度的原因是它具有黏蛋白。此外，山药还含有糖化酶、淀粉酶等多种消化酶，以及多种微量元素，其中钾的含量较高。山药含有能够降低胆固醇和甘油三酯，对高血压和高血脂等病症有改善作用的皂苷、与学习记忆有关的神经递质乙酰胆碱的物质基础——胆碱
莲子肉	《本草纲目》："交心肾，厚肠胃，固精气，强筋骨，补虚损，利耳目，除寒湿，止脾泄久痢。""莲之味甘，气温而性涩，清芳之气，得稼穑之味，乃脾之果也。"	含有丰富的蛋白质、脂肪、碳水化合物以及钙、磷和钾等矿物质
扁豆	《本草纲目》："止泄泻，消暑，暖脾胃，除湿热，止消渴。"《滇南本草》："治脾胃虚弱，反胃冷吐，久泻不止，食积痞块，小儿疳疾。"	含蛋白质、脂肪、糖类、钙、磷、铁及食物纤维、维生素A、维生素B$_1$、维生素B$_2$、维C、磷脂、蔗糖、葡萄糖和酪氨酸酶等
板栗（栗子）	《名医别录》："主益气，厚肠胃，补肾气，令人忍饥。"	与其他坚果不同，板栗含有相当多的碳水化合物，比其他坚果多3～4倍，其蛋白质和脂肪含量较少，提供的热量比其他坚果少一半以上。还含有多不饱和脂肪酸和维生素、矿物质及核黄素（维生素B$_2$）
红薯（番薯/地瓜）	《本草纲目》："补虚乏，益气力，健脾胃，强肾阴。"	含有丰富的淀粉、蛋白质、维生素、纤维素、果胶，还含有丰富的镁、磷、钙等矿物质和亚油酸等

补脾食物	中医药性	营养价值
大枣	《神农本草经》："主心腹邪气，安中养脾，助十二经。平胃气，通九窍，补少气、少津液。"	富含蛋白质、脂肪、糖类、胡萝卜素、B族维生素、维生素C、维生素P、烟酸、胡萝卜素以及钙、磷、铁、硒等微量元素。大枣中维生素C的含量在果品中名列前茅，有维生素丸的美称
香菇	《本草纲目》："益胃肠，化痰理气。"	香菇是具有高蛋白、低脂肪、多糖、多种氨基酸和多种维生素的菌类食物，富含维生素B族、铁、钾、维生素D原（经日晒后转成维生素D）
胡萝卜	《本草纲目》："下气补中，利胸膈肠胃，安五脏，令人健食。" 《日用本草》："宽中下气，散胃中邪滞。"	富含蔗糖、葡萄糖、淀粉、胡萝卜素以及钾、钙、磷等。每100克胡萝卜所含胡萝卜素是番茄的5~7倍。食用后经肠胃消化分解生成维生素A
牛肉	《名医别录》："主消渴，止哕泄，安中益气；养脾胃。"	牛肉富含蛋白质，其氨基酸组成比猪肉更接近人体需要。还含有B族维生素、维生素E、钙、磷、钾、钠、镁、铁、锌、硒、铜、锰等
牛肚	《本草纲目》："补中益气，解毒，养脾胃。" 《本草蒙筌》："健脾胃，免饮积食伤。"	牛肚含蛋白质、脂肪、钙、磷、铁、B族维生素等营养成分
鲈鱼	《本草经疏》："鲈鱼，味甘淡气平与脾胃相宜。"	鲈鱼营养价值极高，富含蛋白质、脂肪、维生素A、维生素B_2、糖类、烟酸、钙、磷、钾、锌、铜、铁、硒等营养成分
葡萄	《本草再新》："暖胃健脾，治肺虚寒嗽，败血积疝瘤。"	含有维生素B、维生素C、维生素P等多种维生素，以及蛋白质、脂肪、钙、磷、铁等营养成分。此外，还含有人体所需的10种氨基酸及多量果酸

图书在版编目（CIP）数据

脾虚的孩子不长个、胃口差、爱感冒 / 罗大伦著
. -- 2 版 . -- 南昌：江西科学技术出版社，2018.3（2023.6 重印）
ISBN 978-7-5390-6218-1

Ⅰ . ①脾… Ⅱ . ①罗… Ⅲ . ①儿童 - 健脾 - 基本知识
Ⅳ . ① R256.3

中国版本图书馆 CIP 数据核字 (2017) 第 331895 号

国际互联网（Internet）地址：http://www.jxkjcbs.com
选题序号 ZK2014254 图书代码 D14134-209

监　　制 / 黄利　万夏
项目策划 / 设计制作 / 紫图图书 ZITO®
责任编辑 / 李玲玲　魏栋伟
特约编辑 / 马松
营销支持 / 曹莉丽

脾虚的孩子不长个、胃口差、爱感冒　　　　　　　　　　　　　罗大伦 / 著

出版发行	江西科学技术出版社	
社　　址	南昌市蓼洲街 2 号附 1 号　邮编 330009	
	电话：（0791）86623491　86639342（传真）	
印　　刷	嘉业印刷（天津）有限公司	
经　　销	各地新华书店	
开　　本	710 毫米 ×1000 毫米　1/16	
印　　张	11.5	
印　　数	113001-118000 册	
字　　数	120 千字	
版　　次	2014 年 10 月第 1 版	
	2018 年 3 月第 2 版 2023 年 6 月第 9 次印刷	
书　　号	ISBN 978-7-5390-6218-1	
定　　价	49.90 元	